JN059724

症状から接し方の
ポイントまでがわかる

つまずかない
「認知症ケア」
の基本

市村幸美 Ichimura Sachimi

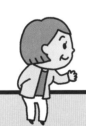
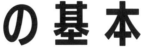

ソシム

　超高齢化にともない認知症の人の数は増え、社会全体での取り組み
が進んでいます。医療・介護現場には、今後さらに専門的な知識や対
応が期待されるでしょう。

　本書は、認知症ケアでつまずきそうになったとき、冷静に状況を判
断し、落ち着いて前に進んでほしいという思いを込めて書きました。

　私は看護師ですが、認知症治療病棟に配属になったばかりの頃はと
まどいの連続でした。そして認知症治療病棟で勤務をしたあと、派遣
看護師として多くの介護現場を経験した際も、医療現場とは違う場面
がありました。

　そのなかで、一緒に働く専門職、認知症の人とその家族から多くの
ことを学びました。本書は、私が今までの経験から得たことを認知症
ケアの入門書としてまとめました。

　本書は介護職を対象としており、特に介護の業務経験が短い専門職
に向けて具体的に解説しました。認知症の人への直接的なケアに加え、
介護現場で必要な利用者家族との接し方や職員のフォロー方法などに
も触れているため、人材を管理・育成する立場の方にも読んでいただ
ける内容になっています。また、医療現場から介護現場に転職し、医
療現場との違いで悩んでいる看護師にもヒントになる内容です。

　本書は、5章で構成しています。

　第1章では、なぜ認知症ケアをむずかしいと感じるのか、どのよう
な原因でつまずいてしまうのかなど、認知症ケアで感じるとまどいを
整理しています。そして、認知症ケアで疲弊しないために、認知症の
人とどのような気持ちで関わるとよいかについてまとめました。

　第2章では、認知症の特徴や症状、高齢者の身体・病気の特徴、コ
ミュニケーションをまとめました。認知症の種類や特徴を知ることで、

認知症の人が困っていることに気づきやすくなります。また、認知症ケアで最初に困ることが多いコミュニケーションについて、認知症の人の言語機能の特徴をふまえ、具体的な対応を書きました。

第3章では、現場でよくみられる場面をもとに、言葉かけや接し方のコツをまとめました。生活場面をはじめ、健康管理、行動・心理症状（BPSD）、利用者家族との間に起こりやすいこと、他職種連携における課題などもとり上げています。

第4章では、利用者家族との接し方についてまとめました。認知症ケアでは家族との関わりも重要です。専門職に対する利用者家族の期待や不安を理解し、利用者家族と事業所がどのような関わりをしていけばよい方向に進むかについてお伝えします。

第5章では、介護現場で実施したい、認知症ケアに必要な情報を整理する方法や、申し送り・報告の方法、記録の書き方などをまとめました。また、事業所の質を上げるための勉強会の開催方法についても述べています。

本書を書くうえで特に大切にしたことは、「介護する側と介護される側の両方の気持ちがラクになる」という視点です。認知症の人と関わると、「これで正しいのだろうか」「本人のためになっているのだろうか」と悩む場面が多くあります。

認知症ケアで大切なのは正解を探すことではなく、知識や経験を積み重ね、対応方法のストックを増やすことだと考えています。

認知症の人が喜んでくれたこと、思うような結果が出なかったこと、さまざまな経験が学びとなります。そのストックを増やすために、本書をヒントにしてもらえると幸いです。認知症の人が不利益を受けない社会になることを心から願います。

2021年1月

市村　幸美

目次

はじめに

第2章 認知症の人の不可解な言動をどうとらえる？ どう対応する？

第3章 事例でわかる！ よくあるつまずく場面での言葉かけ・接し方のコツ

第 4 章

利用者家族との上手な接し方

第**5**章

現場の質を高める
他の職員との
情報共有・報告のしかた

さくいん

参考文献

第 1 章

なぜ、認知症ケアは
つまずきやすいのか？

認知症ケアは本当にむずかしいのか?

認知症ケアをむずかしいと感じるのは、「正解がない」「外から見てわかりづらい」など、さまざまな理由があります。

　認知症ケアでは、道具や機器などを使用しません。特別な資格も必要とせず、誰もができるケアです。そうした意味では、決して難易度の高いケアではないはずです。

　ですが、ケアをする側は「認知症ケアはむずかしい」と話す人が多くいます。その理由をいくつか考えてみましょう。

◎ 正解がない

　認知症ケアには正解がありません。ケアのヒントとなるマニュアルやガイドラインはありますが、その方法でケアを行えば必ずうまくいくとは限りません。

　ある人にとっては正解でも、ほかの人にとっては正解ではないことがあります。正解がないところに認知症ケアの醍醐味があるともいえますが、はじめはむずかしいと感じるでしょう。

◎ 外から見てわかりにくい

　創傷は、目で状態を見て判断することができます。また、体内の炎症なども目には見えませんが、レントゲンや血液検査の数値などからある程度状態を把握することができます。

　しかし認知症は、**CTやMRIのような画像診断で脳の状態を確認することはできても、その状態が本人の状態と一致するとは限らない**という特徴があります。

　また、アルツハイマー型認知症の初期は、**記憶障害などの認知機能**

障害があっても、歩く・食べる・話すなどにはまったく問題が出ないケースも多く、見た目で状態を把握できないのが特徴です。

◎ 認知症に対するネガティブなイメージ

　病気の人に対するネガティブな意味のレッテルのことを「**スティグマ**」といいます。これは精神疾患や感染症、糖尿病などにありますが、認知症でもスティグマは問題となっています。

　一般の人だけでなく、医療職や介護職のような専門職であっても、認知症の人にスティグマをもつ人は少なくありません。

　確かに、認知症になることは幸せなことではありませんが、それはどの病気でも同じでしょう。介護中、または介護が終わったあとに、「幸せだった」と語る家族もいますし、ジレンマを抱えながらも、楽しみながら認知症ケアに情熱を捧げる専門職もいます。

　認知症に対するスティグマが、認知症ケアをむずかしいと思わせてしまっているのかもしれません。自分のなかのスティグマに気づき、心のカベを取り除きましょう。

■ 認知症のへのスティグマ

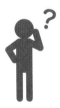

- 認知症だから何もわからないだろう
- 認知症の人には説明してもムダだろう
- どうせすぐに忘れるだろう

認知症の人をニュートラルに見ることができない

◎ 病識が低下する

　私たちは、自分が病気になった際に「病気になった」という自覚があります。これを「**病識**（びょうしき）」といいます。

認知症の人の病識にはさまざまな見解があります。以前は「認知症になったら何もわからない」と考えられていましたが、現在はそのようには考えられていません。はっきりと「自分は認知症だ」とはわからなくても、**初期では「何かがおかしい」「何かが変だ」と感じている**といわれています。

とはいえ、認知症の進行とともに病識は低下します。治療やケアは、病気によって今の自分にできない部分があるという自覚があるから受け入れることができます。

認知症の人は、病識が低下するために、周りから見たら治療やケアを必要とする状況でも、受け入れることができないことがあります。この介入が必要とされる状態なのに、必要としてもらえないことに困難さを感じることがあります。

病識が低下しても、本人には困りごとがあります。「認知症の人が今困っていることは何か」「自分にしてほしいと思っていることは何か」を考えながらあせらずにケアをしていけば、少しずつ介入を受け入れてもらえるようになります。

■病識の低下がおよぼすこと

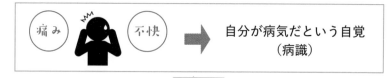

痛み　不快　➡　自分が病気だという自覚
（病識）

- 健康を取り戻すための行動（安静にする、病院に行くなど）
- 他者の助けを借りる

病識が
低下すると　・自ら進んで治療を受けることができない
・人の助けを受け入れることができない

◎ 自分が経験したことがないので、わからない

　風邪や創傷など、自分が経験したことのある症状は、相手の苦痛が理解でき、どんなケアを必要とするか考えやすいでしょう。

　しかし、認知症は自分たちが経験したことのない病気ですから、認知症の人の感覚がわかりません。そのため、「何に困っているのか」「何をすると心身がラクになるのか」を想像してケアを提供するしかありません。

　経験を積んでいくうちに、少しずつ想像力がついてくるようになります。認知症ケアをしていると、自分のケアで認知症の人が喜んでくれたり、逆に言葉かけ1つで不快な思いをさせてしまうこともあります。

　このようなよい経験もわるい経験もすべて学びとなります。最初は迷うことも多いでしょうが、認知症の人と接するなかで受けとるメッセージを丁寧にくみとる努力をしていけば、認知症の人が考えていることを想像できるようになります。

◎ 感性やセンスが求められる

　認知症の人は、自分の意思を適切な言葉で表現することができなくなりますが、意思がなくなるわけではありません。

　少ない言葉のなかからニーズを読み解くセンスや、言動からSOSサインに気づく感性やセンスなどが求められます。

　もともともち合わせている人もいますが、知識や経験、認知症の人と過ごす時間を大切にすることで磨かれていくものです。したがって、今はまだそのようなセンスがなくても心配することはありません。

　認知症ケアは特別な資格やスキルは不要でも、想像力や感性が求められる分野です。これらは経験を積んだり、知識を習得したりするこ

とで少しずつ身についていきます。あせらずゆっくりと前に進んでい
きましょう。

■認知症ケアに求められるもの

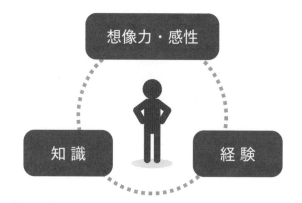

1-2 認知症ケアでつまずく理由

「コミュニケーションの困難さ」「経験だけに頼ったケア」「根拠が不明確で伝わりづらい」などの理由があります。

◎ コミュニケーションがむずかしい

認知症の人にはじめて接したとき、最初につまずくのが**言葉でのコミュニケーション**です。認知症は言葉に障害が出てくる病気です。最終的には発語ができなくなりますが、それまでは話すことは可能です。

しかし、話すことはできても、「会話がかみ合わない」「言ったことを忘れてしまう」といった場面が多いため、認知症の人とのコミュニケーションをむずかしいと感じる人は多いでしょう。会話が成り立つことよりも、そのときの本人の気持ちを大切にするとコミュニケーションがラクになります。

◎ 本人のためになっているのかわからない

認知症は、進行とともに判断力が低下します。「自分のしてほしいこと」「してほしくないこと」を適切に言葉や態度で表現することがむずかしくなります。そのため、ケアをする側は、過去の経験や仮説、想像力を駆使してケアを提供しているはずです。

ですが、認知症の人から反応が得られない状況が続いたり、よかれと思って提供したケアを拒まれたりすると、本当に本人のためになっているのかがわからなくなることがあります。

自分の価値観を押しつけていないかを振り返り、**自分や自分の職種だけではなく、チームでケアを考えていくことが大切**になります。

15

◎ 拒まれることがある

　認知症の人のためと思って提供したケアが、拒まれることがあります。頭のなかでは「病気だからしかたがない」とわかっていても、拒絶や敵意を示されると、ショックを受けるのは当然のことです。

　このような状況は、タイミングや体調不良などさまざまな要因によって起こるので、ケアをする側だけの問題ではありません。

　認知症ケアは、知識や技術がないからだけではなく、認知症の人を想うからこそ、つまずいてしまうこともあるのです。このようなときは、**自分を責めたり、自分だけで解決しようとしたりせず、周りに悩みを打ち明けて助けてもらうことも大切**です。

■ ケアを拒まれるさまざまな理由

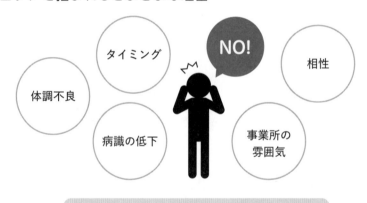

◎ 経験だけに頼ったケア

　認知症ケアは経験の積み重ねが大切です。しかし、過去の成功体験がすべての認知症の人に当てはまるわけではありません。また、過去に失敗したケアでも、対象者が変わればうまくいくこともあります。

　過去の経験だけに頼りすぎてしまうと、**個別性を見失い、認知症の**

人が発しているサインに気づけなくなります。

　成功も失敗も「その人だったから」「たまたまそのタイミングだったから」といったような、偶然の要素で成り立っているだけのこともあります。経験は大切な財産ですが、それにしばられすぎずに新しい発想をしていくことも必要です。

■経験だけに頼りすぎない

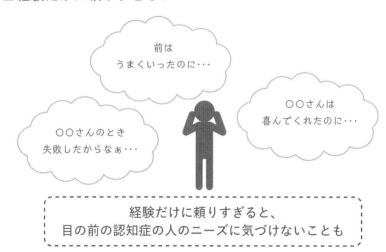

ケアが活きている実感をもてない

　認知症は進行性の病気なので、どんなによいケアを提供できたとしても、進行を止めることはできません。認知症が進行しているからといって、ケアの方向性が間違っているわけではないですが、確信がもてず、行きづまることがあります。

　認知症ケアの効果は客観的に評価しにくいという特徴があり、目に見える形でケアが活きていることを実感できないこともあるでしょう。認知症ケアで大切なのは、**病気の進行を受け止め、その時々に必要だと考えられるケアをコツコツと提供していくこと**だと考えます。

◎ 根拠が不明確で伝えづらい

　医療の現場では、**科学的根拠（エビデンス）が重要な判断材料**になります。しかし、認知症ケアは論理的に説明したり、データで示したりすることがむずかしい分野です。また、エビデンスがないからといって、そのケアに効果がないとは言い切れないこともあります。

　感覚で行ったケアを論理的に言葉や文章で示せないことも多く、他者に根拠をもって伝えることがむずかしい側面があります。経験を積みながら、感覚的なことを言葉や文章で表せるよう工夫していくことが、これからの認知症ケアに必要なスキルだと考えます。

◎ 熱意が結果につながるとは限らない

　「認知症の人を幸せにしたい！」と、心から思ってケアに当たっている人は多くいます。しかし熱意があっても、自分が望むような結果が得られないことが多いのが認知症ケアです。

　熱意をもつことは大切ですが、熱意があっても本人が求めていないケアを提供していれば、受け入れてもらえません。このような場合は、ケアの方向性を少し見直すだけで、変わることがあります。認知症の人をよく観察し、本人のニーズを探ることが大切です。

■ 熱意だけでは受け入れられないことが多い

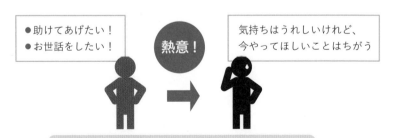

- ●助けてあげたい！
- ●お世話をしたい！

熱意！

気持ちはうれしいけれど、今やってほしいことはちがう

せっかくの熱意も本人のニーズと一致しなければ受け入れてもらえない

慢性的な人材不足や早期発見ができても治療につながらないなど、認知症ケアでは理想のケアをするのがむずかしい面があります。

厚生労働省の「認知症施策推進大綱」では、「認知症の発症を遅らせ、認知症になっても 希望をもって日常生活を過ごせる社会」を目指すと明記されています。

認知症の人の尊厳が重視されてきた一方で、残念ながら専門職による認知症の人への不適切なケアがあとを絶たないのが現実です。それはなぜでしょうか？

◎ 慢性的な人員不足で、利用者の些細な変化に気づきにくい

介護業界では、慢性的な人材不足が続いています。他の産業と比べて離職率が高いこともわかっています。人員不足に加え、職員の入れ替わりが多いと、安定したケアの提供がむずかくなります。

認知症ケアでは、**信頼関係の構築にそれなりの時間を要し、信頼関係がケアに大きな影響を与えます**。「なじみの関係」と表現されることもありますが、なじみの職員がいることで認知症の人が安心して生活できるといえます。

また、認知症では**「いつもとちがう」「何かおかしい」という気づきが重要**です。ふだん関わっているからこそ、些細な変化に気づくことができます。職員の入れ替わりが早いと、このような気づきが遅れ、状態が悪化してしまうことがあります。

認知症の人に安定したケアを提供するためには、職員の定着率も1つのカギとなるでしょう。

◎ 早期発見がむずかしく、発見できても治療につながらない

　ほかの病気と同じように、**認知症でも早期発見・早期治療が大切**です。しかし、発症がゆるやかなため、「年のせい」と認識されて発見が遅れたり、記憶障害が主症状ではない認知症のタイプだと見過ごされたりするのが現状です。また認知症では、本人が病院へ行くことを嫌がることもあります。

　「認知症介護研究・研修仙台センター」の調査*によると、認知症の疑いから診断までに平均約1年2か月、診断から介護保険サービス（以下、「介護サービス」）の利用までに平均約1年5か月かかっています。

　この調査から、認知症の人が専門的な介入を受けるまでに時間を要していることがわかります。これらの空白の期間にも認知症は進行しますので、**介入の遅れが認知症の人の身体面・心理面の状態や予後に影響をおよぼしている**可能性があります。

◎ ゆっくり関わることと効率化の矛盾

　認知症ケアは、ある程度の時間や手間を要します。ゆっくりと話をしたり、側にいたりすることで落ち着く認知症の人は多いです。

　しかし現場では、限られた職員でより効率的に業務を行うことが求められるため、認知症の人とゆっくり関わる時間をとることは容易ではありません。

　たとえば、入浴の場面であれば1人ひとり丁寧に介助したいところですが、現場では限られた時間のなかで、決められた人数を入浴させなければいけないのが現実でしょう。入浴場面だけでなく、すべてのスケジュールを時間内にこなすためには、本人のペースを大切にするという基本すらむずかしいといえます。

　しかし、長い時間をかければよいわけではなく、**短い時間でも認知症の人のニーズに沿った対応ができれば安心してもらえます**。短い時

間しか関われないと落ち込む必要はありません。

◎ 介護保険制度で補えきれない負担がある

　介護保険制度の導入は、認知症ケアの歴史においても大きなポイントになりました。時代の変化に応じて、制度の改正が行われています。

　一方で、介護サービスでは補いきれない部分が多くあるのが現実です。よくあるのが、通院時の病院内での付き添いや理美容サービスなどです。自費サービスとして提供している事業所はありますが、家族の負担や経済的な負担があります。

　不足していることに注目するのではなく、**自分たちが提供できる介護サービスをしっかりと行っていくことが大切**です。今後の介護保険制度の改正などにも注目しましょう。

◎ 自由と安全の両立のむずかしさ

　「本人がやりたいことをやらせましょう」とよく言われますが、事故のリスクがあるため、簡単ではありません。

　私の経験上、認知症ケアでは、本人の自由と安全を両立させることが非常にむずかしいと感じています。人材配置に余裕があるところであれば、見守りながら本人の希望を活かすことができるでしょう。

　しかし、先に述べたように、人材に余裕があるところは多くありません。「本人の力を最大限に活かす」というのも同じで、どこまでを本人に任せ、どこをフォローするのかを見極めるのには、観察力・分析力に加えて人材の確保が必要です。

　今いる職員でできることを事業所全体で考える姿勢が大切です。

■安全と自由の関係

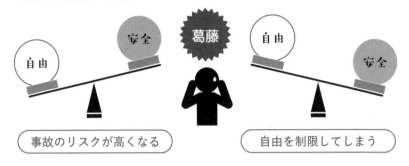

現在は、理想に現実が追いついていない面が多いと感じています。「理想は机上の空論」と話す人もいますが、理想に近づける努力を続けることは、認知症の人にとってだけでなく、私たちのような専門職にとっても、社会全体のためにも、必要だと考えます。

■認知症ケアの理想と現実のズレ

理　想		現　実
●早期発見・早期治療 ●認知症になっても本人の意思を尊重する ●その人のペースでその人らしく暮らす ●慣れ親しんだ地域で最期まで生活する ●認知症になっても可能な限り自由に生きる	ズレ	●スティグマがある ●空白の期間がある ●人員不足でゆっくり接することがむずかしい ●(公的な)介護サービスだけでは家族の負担が大きい ●事故リスクの課題

＊　認知症の家族等介護者支援に関する調査研究事業　研究事業報告書、認知症介護研究・研修仙台センター、2018
https://www.dcnet.gr.jp/support/research/center/detail_322_center_3.p

1-4

「正しさ」は「認知症の人の幸せ」につながらない?

認知症ケアでは、正しさを求めると苦しくなる場面があります。

◎ 専門職としての正しさと利用者の思い

「入浴をして身体を清潔に保つ」「可能な限り口から食べる」など、介護では正しいとされていることがあります。

しかし、これらを拒む人もいます。本人が拒む理由を探ってケアをすることが必要ですが、本人が望まない場合、介護の正しさを押しつけるのは、本人の幸せにつながらないこともあります。

たとえば、食べることを拒むケースがあります。本人に食べたい気持ちがあれば、口から食べることを目標にした積極的な介入が求められます。しかし、食べることが苦痛になっている場合は、たとえ栄養がとれて身体面は健康でも、それが本人の幸せと比例するとはいえない場面もあります。

介護として正しいかどうかわからなくても、認知症の人が「人として大切にしてもらえた」と思ってもらえるケアができたならば、その点を評価してよいでしょう。

◎ 個人の価値観が影響する

認知症ケアは一時的な関わりではなく、その人の人生に関わる分野です。そのため、ケアをする側の価値観が大きく影響します。

たとえば、「食事は残さず食べたほうがいい」「家族は親身になるべき」といった価値観が自分にあったとします。それは自分だけの価値観ですが、「それが正しい、他の人にも当てはまる」と錯覚してしまい、認知症の人にその価値観を押しつけてしまうことがあります。

自分の思う正しさが、認知症の人にも正しいとは限りません。**自分の価値観で認知症の人を評価していないか振り返ることが大切**です。

◎ 社会的なルールはストレスとなる

認知症になると、「人に迷惑をかけてはいけない」などの社会的なルールの概念が薄くなる傾向があります。

これは脳の障害から起こることですが、認知症ケアをはじめたばかりの人は、この点が理解できず、一生懸命に正しいことを教えようとして、疲弊することがあります。

また家族も同様で、以前の本人の姿を取り戻してほしいという気持ちから厳しく当たってしまうケースも少なくありません。

このような、社会の正しさを押しつけて説得しようとすることは、認知症の人に強いストレスを与えます。介護者との関係を悪化させ、認知症の人の状態を悪化させてしまうことがあります。

認知症の人と接するときは、**「こうでなくてはならない」という固定観念にとらわれず、本人の世界観に柔軟に対応することが大切**です。

■ 社会的ルールの押しつけは本人のストレスになる

社会のルールの例

● 人に迷惑をかけない　　● 約束を守る
● 人を傷つけない　　　　● ウソをつかない

このような社会のルールは脳の働きによって守られている

認知症になると、
脳の障害とともに社会性が低下する

⬇

説得は本人のストレスになる

1-5 認知症ケアで疲れないためのヒント

認知症ケアは、ケアをする側の感情を安定させることが大切です。

ここまで、認知症ケアがつまずきやすい理由を整理してきました。認知症の人のためにがんばっているからこそ、つまずく場面があります。本項では、認知症ケアで疲れないためのヒントをお伝えします。

◎ 認知症の人の言動に一喜一憂しない

認知症ケアでは、「共感することが大切」といわれますが、これは**認知症の人と同じ気持ちになるということではありません**。認知症の人の言動に一喜一憂していると、安定したケアを提供できなくなる可能性もあります。

認知症ケアでは、**認知症の人の状態を客観的に判断する能力**が求められます。しかし、ケアする側の感情が不安定だと、このような専門性を発揮できません。

認知症の人との間に、適切な心の距離を保つことを意識してみてください。すると、認知症の人の状態を客観的に観察できるようになり、自分の言葉がけや対応もあとで冷静に評価できます。

■認知症の人と適切な距離を保つ

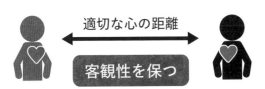

適切な心の距離

客観性を保つ

25

◎相手を「よくしよう」「変えよう」と思わない

　認知症の人のケアをするときには、「ありのままを受け止める」という意識が大切です。私もそうですが、人は自分にとって都合がよいときはありのまま受け止めることができても、不都合な状況のときにはなかなかそう思えないものです。

　「よいケアを提供したい」ということと、「認知症の人をよくしたい」というのは、少し異なるのではないかと考えます。よくしたいという気持ちは、裏を返すと「今のあなたはよくないですよ」というメッセージにもなるのではないでしょうか。

　認知症の人に少しでも安心して過ごしてもらうために、試行錯誤することは専門職として当然の責務です。しかし、「○○してもらわないと自分たちが困る」といった理由から、行動を変えさせようするのは、本人中心のケアとはいえません。

　まずはありのままの姿を認め、「今の状態のあなたでもOKです」というメッセージを送ってみましょう。認知症の人に、「この人は自分の存在を認めてくれる人だ」と認識してもらえることができれば、そこから関係を深めていくことができます。

■本人中心のケアを考える

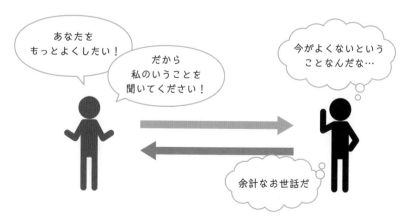

◎目標を高く設定しすぎない

　認知症は進行性の病気で、時間の経過とともにできなくなることが増えていきます。**認知症ケアの目標設定は、認知症の程度やその人の現在の状況、今後の推測、そして本人のニーズなどに合わせることが大切**です。

　たとえば、「週に3回入浴をして身体の清潔を保つ」という目標は、入浴に抵抗がない人には適していますが、もともとお風呂が好きではなく拒否が続いている人にとっては高すぎる目標です。人によっては、「週に1回は何とか入浴できる」とか「2週間に1回は清拭することができる」くらいの目標のほうが現実的な場合もあります。

　本人の状態に合っていない目標設定は、本人だけでなく、ケアをする側にもプレッシャーがかかり、お互いが疲弊してしまいます。その人にあった達成可能な目標を立て、クリアしていくことでケアをする側に気持ちにゆとりができ、そのゆとりが認知症の人にもよい影響をおよぼします。

　お互いにとって苦しくない目標を考えてみるとよいでしょう。

■その人に合った目標を立てる

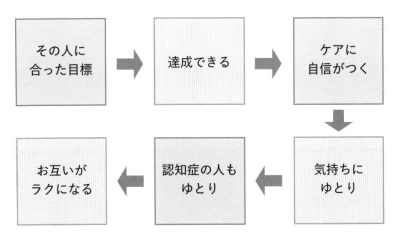

◎ 目に見える結果を期待しない

認知症ケアでは、少しの関わりで認知症の人が劇的に変わることがあります。ずっと怒っていた人が笑顔になったり、まったく食事を食べなかった人が「美味しい」と言って食べてくれたり、暴力を振るっていた人が急にやさしくなったりといったことです。

このような「誰が見てもわかるようなよい変化」だけが認知症ケアの正解ではありません。認知症ケアは、**変化がなくてもその人にとって必要な日々のケアを、最初と変わらずに丁寧に淡々とやり続けることのほうが大切**だといえます。

変化が起こらないからといって、ケアがうまくいっていないわけではありません。変わらないことがケアの成果のこともあります。目に見える結果を追い求めるのではなく、現時点での認知症の人の状態を適切に評価していくことが大切です。

◎ 自分を責めない

知識不足で認知症の人に不適切なケアをしてしまったり、業務に追われて迷惑をかけてしまったりすると、「よいケアができなかったな…」と、落ち込んでしまうことがあるでしょう。

自分のケアを振り返り、よくなかった点があれば反省することは大切です。しかし、必要以上に自分を責める必要はありません。

自分を責めるのではなく、「どうすればもう少しよいケアができただろうか」と考えたほうが、自分にとっても認知症の人にとっても利益になります。

認知症ケアは、完璧を求めすぎると、認知症の人もケアをする側も苦しくなります。専門職としてよりよいケアを模索しながらも、心のゆとりも必要だと思います。

第 2 章

認知症の人の不可解な言動を どうとらえる？ どう対応する？

～認知症を理解するために必要な 知識・視点と対応～

これだけは押さえておきたい 認知症のタイプや特徴

認知症は脳の病気ですが、同じ認知症でもタイプによって特徴が異なります。

　人は生まれて成長する過程で記憶や思考などのさまざまな能力を身につけていきます。認知症は、この**正常に発達した能力（認知機能）が脳の障害によって後天的に低下し、日常生活・社会生活を送ることが困難になった状態**をいいます。

　代表的な認知症には、「**アルツハイマー型認知症**」「**レビー小体型認知症**」「**前頭側頭型認知症**」「**血管性認知症**」があり、これらは4大認知症とも呼ばれています。

◎アルツハイマー型認知症の特徴

　認知症のなかで最も多く、約半数を占め、記憶障害からはじまることが多いです。「物忘れ」と表現されますが、「忘れる」ではなく「覚えられない」のが特徴です。

　進行とともに、自分の置かれている状況を認識する「見当識」や、計画を立てて行動する「実行機能」などの認知機能も低下します。

　日常生活では家事に時間がかかるようになったり、金銭管理がむずかしくなるなどの影響が出ます。体を動かすような運動機能や、嚥下などの身体機能は、他の認知症と比べて保たれることが多い傾向にあります。

　時間の経過とともにゆるやかに進行する病気のため、その時々にできること、できないことをよく観察しながらケアすることが大切です。

■4代認知症それぞれの特徴

アルツハイマー型 認知症	・約半数を占める ・記憶障害からはじまることが多い ・見当識障害、実行機能障害が目立つ ・身体機能は他の認知症と比較すると保たれる
レビー小体型 認知症	・認知機能の変動がある ・幻視 ・パーキンソン症状が出現する ・起立性低血圧や便秘などの自律神経症状が出る
前頭側頭型 認知症	・初老期に発症することが多い ・社会のルールに反する行動 ・性格変化 ・常同行動
血管性 認知症	・まひや嚥下障害、構音障害をともなうことが多い ・抑うつ傾向 ・高血圧や糖尿病などの生活習慣病がリスクになる

◎ レビー小体型認知症の特徴

アルツハイマー型認知症と比べると記憶障害は軽度ですが、**認知機能の変動があり、はっきりした状態とぼんやりしている状態を繰り返します**。また、あるはずのないものが見える「幻視（げんし）」が特徴です。

身体面では、動作が遅くなったり、小刻みな歩行になるような「パーキンソン症状」が出たり、起立性低血圧、便秘などの「自律神経症状（きりつせい）」も出ます。「嚥下障害」も早くから見られる人が多いです。

ほかにも、睡眠中にはっきりとした寝言や大きな声を出したりする

「レム睡眠行動異常」と呼ばれる睡眠障害が見られることがあります。

　レビー小体型認知症は、**幻視などの対応とともに、運動機能の支援や食事支援などの身体的な介護が大切**です。

◎ 前頭側頭型認知症 の特徴

　初老期（40歳から64歳）に発症することが多く、万引きなど社会のルールに反する行動をとることがあります。 介護施設では他人の食事を食べてしまうことなどが問題になることがあり、**性格の変化が初期から目立つのが特徴**です。

　また、「毎日決まったコースを散歩する」「毎日同じものを食べる」などの「常同行動」が見られ、記憶は比較的保たれる傾向にあります。

　病気の性質上、他の認知症と比べると対応がむずかしい傾向にあり、介護サービスの利用を断られてしまうという話を聞きます。

　しかし、家族の負担を考えると、対応がむずかしい認知症だからこそ専門職が病気の特性を理解し、より多くの部分をフォローできような体制づくりが今後さらに必要となると考えます。

◎ 血管性認知症 の特徴

　脳出血や脳梗塞などの**脳血管障害が原因で起こる認知症**です。血管性認知症は、**脳の障害された部位や障害の大きさにより症状や程度が異なるのが特徴**です。

　障害された部位によってちがいますが、多くはまひなどの運動障害や嚥下障害、発声がむずかしくなる構音障害も見られます。原因となる脳血管疾患によって、急に症状が出るタイプや徐々に症状が出るタイプがあります。

　他の認知症がゆるやかに進行するのに比べ、血管性認知症は脳梗塞や脳出血の再発で階段的に進みます。そのため再発予防が重要です。

◎認知症はタイプによって症状や経過がちがう

多くの人がイメージする「同じことを何度も言う」「1人でどこかに行ってしまう」などの認知症の姿は、アルツハイマー型認知症の特徴です。アルツハイマー型認知症は最も多いタイプですが、他のタイプでは症状が異なります。

たとえば、認知症といえば「記憶障害」というイメージがありますが、実は**アルツハイマー型認知症以外の認知症では記憶障害は目立たないことのほうが多いのです。このちがいを理解しておかないと、認知症の初期症状を見過ごしてしまう可能性**があります。

認知症のタイプによって、症状だけでなく経過にもちがいがあり、個人差が大きいのも認知症の特徴です。そして2つの認知症が合併することもあり、症状は多様です。

認知症のタイプ別による差だけでなく、「基礎疾患の有無」「発症年齢」「診断までの期間」「家族の理解度」などによって大きくちがいます。

◎症状が異なるのは脳の性質が関係する

認知症の原因はまだ解明されていませんが、認知症のタイプによってどの部位が障害されるかはわかってきています。認知症のタイプによって症状が異なるのは、脳の性質が関係しています。

脳は、部位ごとに役割が細かく決められています。たとえば「海馬」という記憶と関係が深い部位がありますが、アルツハイマー型認知症では海馬の萎縮が目立ちます。一方、レビー小体型認知症では海馬の萎縮は軽度であることがわかっています[*1]。同じ認知症でも、記憶障害の程度がちがうのにはこのような理由があります。

■認知症のタイプによって症状は異なる

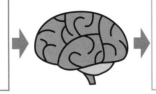

| 脳は 部位によって役割が 細かく決められている （運動、思考、言語など） | → | 認知症のタイプに よって 障害が出る部位に ちがいがある |

そのため認知症のタイプによって症状がちがう

■脳が行っていることの例

考える、判断する、社会の規則を守る、注意を向ける、記憶する、計画を立てて行動する、見たものを認識する、聞いた内容を理解する、話す、書く、読む、計算する、痛みを認識する、喜ぶ、悲しむ、呼吸をする、体温を調節する

◎脳内の情報処理がうまく行われないことで起こる

　脳にはたくさんの神経細胞があり、ぼう大な情報処理が行われています。アルツハイマー型認知症などの「神経変性疾患（へんせい）」と呼ばれる病気では、**神経細胞が何らかの理由で死滅してしまいます**。また、脳内の血液の流れがわるくなることもわかっています[*2]。

　認知症の人の不可解な行動は、このようなことが原因で、**情報処理がうまくいかなくなったことによって起こります**。詳しくは第3章で説明します。

■脳内の情報処理がスムーズに行われない

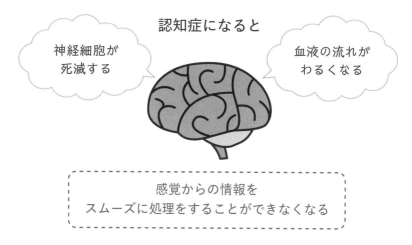

認知症になると

神経細胞が
死滅する

血液の流れが
わるくなる

感覚からの情報を
スムーズに処理をすることができなくなる

　認知症の原因は、未だによくわかっておらず、現段階では治すことができない病気です。しかし、さまざまな研究が進み、わかってきたことも増えています。このような情報が、ケアのヒントになることもありますので、活用していきましょう。

＊1　根元清貴・朝田隆、認知症臨床における脳血流 SPECT と脳形態 MRI：Medical Imaging Technology、2010、28（1）、pp.8-13
＊2　松田博史、認知症の画像診断：認知神経科学、2015、16（3+4）、pp.194-199

認知症の症状とは？
（認知機能障害とBPSD）

すべての人に見られる「認知機能障害」と、約80％の人に見られる「行動・心理症状（BPSD）」があります。

認知症ケアをはじめたとき、認知症の人の行動が不可解で驚いたことでしょう。一見、不可解でまとまりのない言動ですが、よく観察するとそれが認知症の症状であることがわかってきます。認知症の人の言動と症状が理解できると、冷静に対応できるようになります。

◎ 症状は困りごと

風邪をひいている人をケアするときに、「悪寒があってつらいのか」「せきが止まらなくて苦しいのか」でケアの方法は変わります。認知症でも同じです。困っていることがわからないと、その人が望んでいるケアを提供することはできません。

本書では「症状」という用語を使って説明しますが、認知症の人から見た場合は「困りごと」になります。困りごとを推測するヒントを得るためにも、認知症の症状を整理して理解していきましょう。

■本人の視点と介護者からの視点が重要

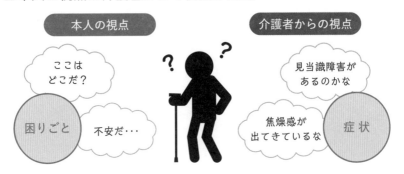

◎認知機能障害と行動・心理症状（BPSD）とは？

　認知症は、**脳の障害によって直接起こる「認知機能障害（中核症状）」**と、何らかのきっかけによって引き起こされる**「行動・心理症状（BPSD）」**とにわけられます。認知機能障害と中核症状は同じ意味ですが、認知症の診断基準では「認知機能（の障害）」という用語が使われていますので、本書では「認知機能障害」という用語を使います。

■認知機能障害と行動・心理症状（BPSD）

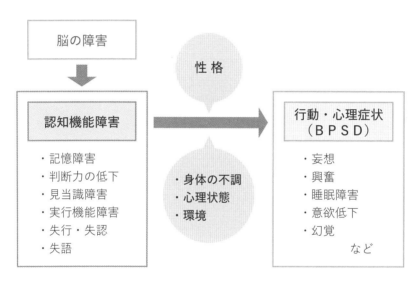

　認知機能障害は、タイプや経過によって程度の差はありますが、**すべての認知症の人に見られます**。認知機能障害は、時間の経過とともに進んでいきますので、認知症が進行するほど本人の困りごとも増えていくことになります。

　行動・心理症状（BPSD）は、認知機能障害をベースに起こる症状です。認知機能障害とちがい、すべての認知症の人に出てくる症状ではありませんが、**約80％の人に見られるといわれています**。行動・心

第2章 認知症の人の不可解な言動をどうとらえる？どう対応する？

理症状（BPSD）は、**行動症状**と**心理症状**とにわけられます。行動症状には、徘徊、帰宅欲求、暴言・暴力などがあり、心理症状には不安、焦燥感、抑うつなどがあります。

■BPSD の行動症状と心理症状

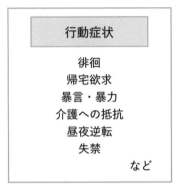
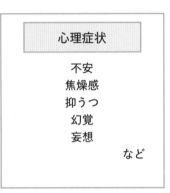

行動症状
徘徊
帰宅欲求
暴言・暴力
介護への抵抗
昼夜逆転
失禁
など

心理症状
不安
焦燥感
抑うつ
幻覚
妄想
など

※征矢野 あや子：認知症のある高齢者の転倒予防、日本転倒予防学会誌、2014、1(1)、p.19、表2を参考に作成

BPSDはケアをする側にとって大きな負担となるため、自分たちのことで頭がいっぱいになることがありますが、一番苦しい思いをしているのは認知症の人です。

BPSDは、自分の思いを適切に表現できない認知症の人が、不安・不快・苦痛を訴える手段ととらえることもできます。

■BPSD は SOS サイン

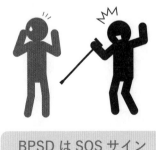

BPSD は SOS サイン

暴言・暴力
実 は
「お腹が痛い」 「自分ができないことへのイラ立ち」 だったりすることも・・・

■認知機能障害の症状と困りごとの例

	症状	本人の困りごと(例)
記憶障害	記憶に関わる脳の部位が障害されることで、「覚えられない」「すぐに忘れる」といった記憶の障害が起こる。アルツハイマー型認知症では、初期から記憶の障害が目立つ	・サイフをどこにしまったか忘れてしまい、いつも探すのに疲れてしまう ・はじめて聞いたのに「何度も同じことを聞かないで」と怒られる
判断力の低下	情報を理解し、判断する能力が低下する。考えるスピードが遅くなったり、長い説明を理解したりすることがむずかしくなる	・検査の説明をされてもまったく理解できない ・答えをせかされるとあせってしまう
見当識障害	見当識とは、現在の年月や時刻、自分がいる場所、人との関係などを認識することをいう。認知症の進行とともに、自分の置かれている状況がわからなくなり、「時間→場所→人」の順でわからなくなる	・季節がよくわからず、何を着ればよいのかわからない ・知っている場所のはずなのに、家に帰る道がわからなくなってしまう
実行機能障害	状況を理解し、計画を立てて行動することがむずかしくなる	・次に何をすればよいのかわからない ・家事に時間がかかるようになり、おっくうになる
失行	運動機能の障害がないのに、指示された動作や以前は無意識に行っていた動作ができなくなる	・服を着るときに、順番がわからなくなってしまった ・言われたとおりに体を動かすことができない
失認	感覚異常がないのに、ものや物事を認識できなくなる	・目の前にあるものを認識できない
失語	言葉を話す機能に障害がないのに、聞いたことが理解できなくなったり、言葉が出てこなかったりする	・言われていることがわからない ・言いたい言葉が出てこず、「あれ、それ」が増える

第2章　認知症の人の不可解な言動をどうとらえる？　どう対応する？

■行動・心理症状（BPSD）の症状と困りごとの例

		症状	本人の困りごと(例)
徘徊（ひとり歩き）※		何かしらの目的があって動き出したものの、その目的を忘れてしまい歩き続ける。制止すると怒る場合があり、何時間も歩き続けることもある	・今いる環境に違和感がある ・探し物がみつからない ・ここがどこかわからず逃げたいが、出口がみつからない
帰宅欲求		施設やデイサービスから家に帰ろうとしたり、自分の家なのに「家に帰ります」と言って家から出て行こうとする	・知らない人ばかりで、居心地がわるい ・誰も自分の気持ちをわかってくれない
介護への抵抗		自分で行うことがむずかしい行為があっても、他者に介入してもらうことに抵抗を示す	・人に迷惑をかけたくない ・信頼していない人に身体を触られるのはこわい ・恥ずかしい思いをしたくない
焦燥感		自分の思うようにならず気持ちがあせったり、イライラしたりする。じっと座っていられず、ソワソワと動き続けることもある	・いつも気持ちがあせり、落ち着かない ・困っているのに誰も助けてくれない
幻覚		実際には存在しないものを感じたり、見たり聞いたりする	・自分には見えているのに、ほかの人に理解してもらえない ・自分の悪口が聞こえて嫌な気持ちになる
妄想		事実ではないことを事実だと思い込む	・大切なものを盗まれて困っている ・妻が浮気をしているようで心配

※「徘徊」は、無目的に歩き続けることを指します。しかし、認知症の人には歩き続ける意味があるという理由から、現在大阪市などでは、「徘徊」ではなく「ひとり歩き」と表現することが増えています。「ひとり歩き」という言葉はまだ十分に浸透していないため、本書では「徘徊」という用語を使います

【参考】大阪市ホームページ　https://www.city.obu.aichi.jp/ke

2-3

見落としがちだけど絶対に外せない「健康管理」のポイント

認知症の人の健康管理は、身体面だけでなく精神面の安定にもつながる大切なケアです。

◎ 身体面と心理面に問題が出る

認知症は精神や行動の問題に目が向けられがちですが、脳は自分の意思で体を動かす「**随意運動**」をはじめ、呼吸や嚥下などの「**不随意運動**」をもコントロールしているため、健康にも障害が起こります。

この身体面と心理面は密接に関係しているので、認知症の人を支えるには、この両方の観察力と分析力が求められます。

前述のように、認知症の人は感じていることを適切な言葉で表現するのがむずかしくなります。いつもと比べて元気がないなら気づきやすいですが、ソワソワしたり大声を出したりして表現するタイプだと、認知症の症状としてとらえてしまうことがあります。

その結果、身体不調の発見が遅れてしまいます。**いつもと様子がちがったときに、認知症の症状と決めつけずに身体の観察を行う視点**が専門職に求められます。

◎ 体調不良がBPSDの引き金になることもある

行動・心理症状（BPSD）の背景に身体不調がある場合もありますが、逆に**体調不良がBPSDの引き金になる**ことがあります。

変形性膝関節症、腰痛症、呼吸不全、心不全など日常生活の活動を制限する因子はBPSDの背景となり、便秘、脱水、発熱、疼痛、搔痒などは、易怒性・焦燥などの要因となります[*]。

私が精神科病院の認知症治療病棟で認知症ケアをしていた際、暴言や暴力などの精神症状の治療のために入院した人が、身体面のケアを

第2章

認知症の人の不可解な言動をどうとらえる？ どう対応する？

しただけで自然に精神的に落ち着いたこともありました。

そうした意味では、身体不調と行動・心理症状（BPSD）は表裏一体といえるかもしれません。「いつもとちがうな」と思ったときに、身体面と精神面の両方を観察する視点がもてると、BPSDの予防にもつながっていくのではないでしょうか。

■ 身体不調と BPSD は密接な関係

■ BPSD の原因となる身体の不調の例

疼痛、かゆみ、便秘、不眠、脱水、電解質異常、薬物による副作用、空腹、疲労

◎ 高齢者の身体・病気の特徴は？

認知症は高齢者に多い病気です。認知症という病名に注目しがちですが、高齢者であることを忘れてはいけません。

一般的な高齢者の身体・病気の特徴は、次ページ表の通りです。個人差はありますが、すべての高齢者に見られる変化です。

たとえば、症状が教科書どおりに現われないのを経験したことがあるでしょう。肺炎を起こしていても熱が出なかったり、骨折をしてい

ても普通に歩いていたりということも、現場ではよく見られます。ですので、認知症ケアでもこれらの変化を知っておくことがとても大切です。

■高齢者の身体・病気の特徴

❶ 病気にかかりやすい

❷ 複数の病気をもっている

❸ 症状が教科書どおりに現われない

❹ 治療中の病気と関係のない病気を起こす

❺ 個人差が大きい

❻ 治りきらずに進んでいく（慢性化）

◎ 老年症候群を理解する

「**老年症候群**」とは、高齢者に多い、あるいは特有な症状所見の総症*のことで、大きく3つに分類されています。老年症候群の特徴は、**明確に病気とはいえないものの、生活をしていくうえで障害になる**ということです。

たとえば、腰痛も高齢者に多い症状で、骨粗鬆症やそれまでの生活歴などが背景にあります。確実な治療法はなく、慢性的に続きます。腰痛によって、活動量が減り筋力が低下して歩けなくなる人もおり、それに付随して気分が落ち込んだり、人と関わることがおっくうになったりと、精神面にも影響が出てきます。

医療現場だけでなく、介護現場でもこの老年症候群を理解し、予防や早期発見、早期介入ができれば、認知症の人の予後によい影響を与えることができると考えます。

■老年症候群の3つの分類

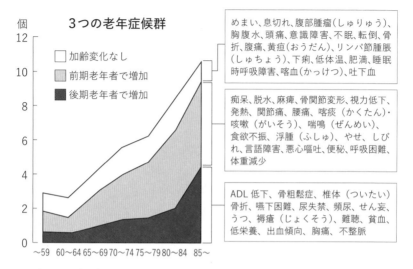

個

3つの老年症候群

12

10

8

6

4

2

0

□ 加齢変化なし
▨ 前期老年者で増加
■ 後期老年者で増加

~59　60~64 65~69 70~74 75~79 80~84　85~

めまい、息切れ、腹部腫瘤（しゅりゅう）、胸腹水、頭痛、意識障害、不眠、転倒、骨折、腹痛、黄疸（おうだん）、リンパ節腫脹（しゅちょう）、下痢、低体温、肥満、睡眠時呼吸障害、喀血（かっけつ）、吐下血

痴呆、脱水、麻痺、骨関節変形、視力低下、発熱、関節痛、腰痛、喀痰（かくたん）・咳嗽（がいそう）、喘鳴（ぜんめい）、食欲不振、浮腫（ふしゅ）、やせ、しびれ、言語障害、悪心嘔吐、便秘、呼吸困難、体重減少

ADL低下、骨粗鬆症、椎体（ついたい）骨折、嚥下困難、尿失禁、頻尿、せん妄、うつ、褥瘡（じょくそう）、難聴、貧血、低栄養、出血傾向、胸痛、不整脈

※鳥羽研二：老年症候群と総合的機能評価、日本内科学会雑誌、2009、98（3）、p.102より引用

◎ 外見だけで判断できない体の生理的変化

　一見、元気そうに見える認知症の人でも、目に見えないところで加齢による体の生理的変化は確実に起こっています。少しの体調不良から一気に状態が変化する人もいますので、**認知機能だけにとらわれず身体面の観察も同時に行ないましょう**。認知症の人の行動と身体的な変化の関係については、第3章でも説明をします。

＊　山口晴保：BPSDの定義、その症状と発症要因、認知症ケア研究誌、2018、2、pp.1-16

「今この瞬間を大切に」の落とし穴

認知症の人には残りやすい記憶と残りにくい記憶があり、認知症ケアでは「今」と「未来」の両方の視点が大切になります。

◎ 過去にこだわらず、今の姿を見る

　私が認知症ケアをはじめた頃、「認知症の人はすぐに忘れてしまうので、瞬間を大切にしてください」と教えられました。これは認知症ケアでは大切な考え方でしょうが、どちらかというと「過去にこだわらない」ニュアンスがあるように感じます。

　認知症ケアでは、どうしても「以前はできたのに」「認知症になる前はこんな人ではなかったのに」と、認知症になる前の姿と比較してしまうことがあります。

　しかし認知症になる前の状態に戻すことは、認知症の性質から考えると現実的ではありません。過去の姿にこだわらずに、今の姿を受け入れていくという意味で、「今この瞬間を大切に」という表現を理解するとよいでしょう。

■ 今の姿を受け入れることが大切

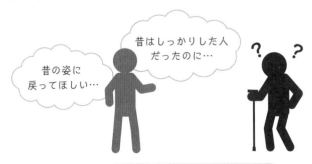

昔の姿に戻ってほしい…

昔はしっかりした人だったのに…

今の姿を受け入れる

◎ アルツハイマー型認知症で残りやすい・残りにくい記憶

　当然ながら、今を大切にするというのは、今だけよければいいわけ
ではありません。確かに、認知症の人は記憶障害をともないます。し
かし、すべてを忘れるわけではありません。

　認知症では、障害されやすい記憶と、残りやすい記憶があります。
アルツハイマー型認知症の場合、**数分程度の記憶（近時記憶）**と、**個
人の体験に基づく記憶（エピソード記憶）**が欠如するのが特徴です。
一方で、**昔の記憶（遠隔記憶）**と**体で覚えた記憶（手続き記憶）**は残
りやすいといわれています[*1]。

■ 残りやすい記憶と残りにくい記憶

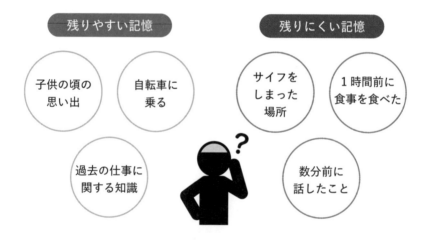

◎ 感情をともなう記憶は残りやすい

　一般的に、強く印象を受けた出来事や情動的出来事に関する記憶は
長く残りやすいことが知られています[*2]。実際、認知症の人と関わっ
ていると、つい先ほどの食事のことは忘れていても、1年前のイベン
トで食べたものなどは覚えていることがあります。

これは、脳の扁桃体という部位が関係していると考えられています。**扁桃体は、「楽しかった」「こわかった」などの情動に関わる部位**です。情動が刺激されるような出来事が起こると、扁桃体でのノルアドレナリンの濃度が高まり、海馬における記憶の定着が強くなると考えられています[*3]。

　介護場面を例に挙げると、入浴を拒否している認知症の人に対して、無理やり入浴をさせてしまう場面があります。すると、強引に入浴させられたという情動反応が、その場面の記憶を定着させ、次の入浴はさらに拒否が強くなるという悪循環にはまることがあります。

　嫌な気持ちは強く記憶に残ることを理解しておくと、この悪循環にはまることを避けられます。

■無理やり入浴させることの悪循環

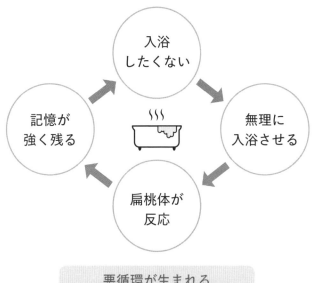

入浴
したくない

無理に
入浴させる

扁桃体が
反応

記憶が
強く残る

悪循環が生まれる

◎ 今と未来の両方を視野に入れてケアをする

　認知症の人は、自分にとって必要なことを判断するのがむずかしくなります。たとえば、皮膚の炎症があって適切な処置をすれば改善するときでも、その処置を拒否することがあります。

　正しい対応はその人の状況によって変わるでしょうが、医療者としては改善するのがわかっていて、行えないのにはくやしさがあると思います。

　やろうと思えば、強引に処置を行うこともできます。実際、私も過去にそのようなことをし、その経験から学んだことは、そのときは何とかうまくできても、「嫌がることをした看護師」として認知症の人の記憶に残ってしまうことです。次の処置を拒否されますし、そのほかのケアも受け入れてもらえなくなります。

　認知症ケアは長期間続き、1つの嫌な記憶が数年にわたり影響をおよぼすことがあります。また、急性期病院であっても、その病院のあと入所した施設で看護師に恐怖を覚え、ケアに差しさわりが出る可能性もあります。

　認知症は研究が進み、タイプによってどのように進行するかがわかってきています。このことも視野に入れて、今この瞬間を大切にしながら、未来の予測を立てながらケアを考えていけると専門性が輝くのではないかと考えます。

＊1　参考：桑田美代子著「認知症の人々の不安－声なき声をキャッチするためには－」日本呼吸ケア、リハビリテーション学会誌、29（1）、p.35
＊2　小野武年、西条寿夫：情報と記憶のメカニズム、失語症研究、2001、21（2）、p.94
＊3　井古田俊夫：脳からみた認知症、2020年、講談社、pp.94-95

2-5 認知症の人との コミュニケーションのコツ

「肯定的な態度で接する」「答えをせかさない」「ジェスチャーを用いる」
などの方法があります。

◎ 認知症の人のコミュニケーションの特徴

　認知症の人とのコミュニケーションが苦手という専門職もいるでしょう。「説明をしても理解してもらえない」「質問に対して見当ちがいな答えが返ってくる」などは、認知症ケアではよくある場面です。

　これは、2-2の認知機能障害で触れた「失語」が影響します。失語とは、**言葉を話せなくなるだけではなく、いわれている言葉の理解ができなくなったり、伝えたいことを言葉で表現できなくなったりすること**を指します。

　「聞く」と「話す」は、脳のなかで別々の部位が担当します。そのため、脳の障害部位によって「いわれたことは理解できるけど話せない」、また「話せるけど聞いたことが理解できない」といったことが起こる場合があります。

　認知機能だけでなく、視覚・聴覚なども影響を与えることがあります。また、認知症の人とのコミュニケーションがうまくいかない場合、相手に問題があると思いがちですが、専門職である自分たちに問題があることも少なくありません。

◎ コミュニケーションのポイント

❶肯定的な態度で接する

　コミュニケーションは相互間のやり取りですので、**相手に興味・関心をもつこと、また自分に興味・関心をもってもらうこと**が重要です。「この人と話したい」という意欲があって成り立つものです。

認知症の診断がついているだけで、「わかってもらえないだろうな」「説明しても理解してもらえないだろうな」という先入観から否定的な感情で接すると、表情や声によって認知症の人に伝わります。

　認知症の人のコミュニケーションの特徴を理解しつつ、先入観をもたずに笑顔で肯定的に向き合い、「この人なら話してもいいな」と思ってもらえる存在になることから、認知症の人とのコミュニケーションははじまります。

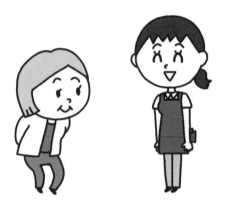

❷関わる時間よりも認知症の人の気持ちに焦点を当てる

　現場で働く人から、「忙しい現場なので認知症の人とゆっくり関われない」という相談をよく受けます。確かに、認知症の人とのコミュニケーションは本人のペースに合わせることが大切です。

　しかし、ただ時間をかけて話しても、認知症の人に不快な思いをさせていたら意味がありません。コミュニケーションにかける時間の長さよりも、その時間に認知症の人がどのような気持ちでその場にいたかというほうが大切だと感じています。

❸認知症の人が気分よく過ごせるようにする

　私は認知症の人と時間を過ごすうえで、「その人がいい気分でその場にいられること」を大切にしています。

認知症ケアをはじめたばかりのころは、「正しいことをいわなければならない」「悩みを解決しなければならない」と意気込んでいましたが、認知症の人をよけいに混乱させるなどの失敗ばかりでした。

　それらの失敗から学んだのは、認知症の人と一緒にいるうえで大切なのは、話の内容や言葉よりもそのときの雰囲気から得られる感情だということでした。

　正しいことを伝えて納得してもらうよりも、**認知症の人の感情に合わせた相づちを打てるほうが、認知症の人をいい気持ちにさせることができ、信頼関係を築くことができます。**

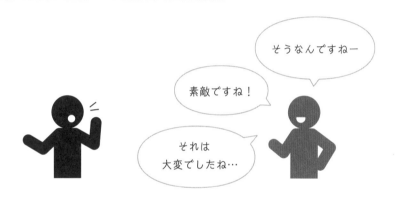

そうなんですねー

素敵ですね！

それは
大変でしたね…

認知症の人の感情に合わせた相づちが大切

❹「話す」よりも「聴く」

　コミュニケーションは、**話すことよりも聴くことが大切**です。

　長谷川和夫医師は、「われわれが認知症の人にケアを行うときに大切なことは、当事者の想い、考え、声を自分の力のすべてを振り絞って聴くこと、受け止めることである。そのためには、自分の肩の力を抜き、明るい気持ちでほほえみを浮かべながら静かに接することである」と述べています*。

　このことからも、いかに「聴くこと」が大切かわかります。専門職だからこそ、よけいなことをいわずに、ただ寄り添うことが求められ

るのかもしれません。

❺答えをせかさない

　自分の話すスピードをゆっくりにするだけでなく、認知症の人の反応もゆっくり待ちましょう。認知症の人の反応が遅いと、悩ませてしまったのかとあせってしまうことがあります。

　認知症の人とのコミュニケーションでは、沈黙をネガティブにとらえる必要はありません。沈黙は、いわれたことを考え、自分の気持ちを言葉にするための時間ととらえることができます。答えをせかさずに、おだやかな表情で待つ姿勢が認知症の人に安心を与えます。

　先回りして「○○ですよね」と勝手に決めつけて話を進めることのないように注意しましょう。

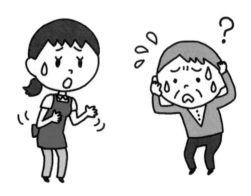

❻ジェスチャーを活用する

　認知症が進行して後期に入ってくると、「ごはん」「薬」「お風呂」などの簡単な言葉の理解もむずかしくなります。しかし、**短い言葉とともに身振り手振りで表現するジェスチャーをプラスすると、理解してもらえることが多いです。**

　たとえば、入浴を伝えたいのであればタオルで体をこする動作をしてみたり、食事を伝えたいのであれば食べるような動作をしたりとい

うように、動作を加えると、視覚情報から得られることが多くなり伝わりやすくなります。

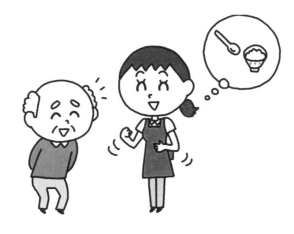

❼ゆっくりはっきり目を見て話す

　認知症の人は、情報を理解して判断することがむずかしくなるので、**ゆっくりとはっきりと伝えること、目を見て話すことが大切**です。

　認知症の人に話していたつもりでも、「え!? 私にいっていたの?」と驚かれることがあります。目を見て「あなたに話している」ということを伝えることも重要です。一方的に話すのではなく、途中で伝わっているのかも確認しながら、会話を進めていくとよいでしょう。

❽話しかけてもらいやすい雰囲気をつくる

　たとえば、新しい職場で「何かわからないことがあったら聞いてください」と言われたものの、聞きたいときに誰もいない、または忙しそうにしていて聞けないという状況があるとします。

　このような状況では、どのように感じるでしょうか? 忙しそうに走り回っていたり、イライラした表情で業務にあたっていたりしたら、話しかけにくいでしょう。

　よく「勝手に自分でトイレに行こうとして危険」といった表現を聞

きますが、「トイレに行きたい」と言える状況をつくっていたのかを振り返ってみる必要があります。認知症の人が不安になったときに、すぐに声をかけられるような雰囲気をつくりましょう。

❾わかりやすい言葉を使う

認知症の人と話すときに、**認知症の人がわかる言葉を使ったり、表現したりすることが大切**です。医療・介護現場で使用される専門用語は、わかりにくいことが多いので配慮が大切です。

また、「空気を読む」「目に入れても痛くない」といった比喩表現も注意が必要です。以前、認知症の人と会話をしていて、「その話は耳が痛いです」と表現したところ、「耳の病気なの？」と心配させてしまったことがあります。

言葉の理解度は、認知症のタイプや進行度によっても変わります。相手がどの程度言葉を理解しているのかを観察しながらコミュニケーションをとるとよいでしょう。

❿言葉以外の表現を有効に使う

言葉以外での情報のやり取りを「非言語コミュニケーション」といいます。一般的にコミュニケーションというと、言語でのやり取りが重要だと考える人が多いですが、言葉以外の要素が相手に与える影響が大きいことが知られています。

言葉だけでなく、態度や声、ドアを開ける音など、認知症の人に自分がどう映るのかを意識することが大切です。

■非言語コミュニケーションの要素

●態度	●声（トーン、大きさ、速度）	
●動作	●服装	●表情

■認知機能障害をふまえたコミュニケーションの配慮

認知領域	配慮の例
複雑性注意	視線を合わせる、視覚的・聴覚的刺激の少ない環境をつくる
実行機能	応答をせかさない、一度に多くのことをたずねない、抽象的な表現を避ける
学習と記憶	繰り返し伝える、言葉を言い換える、手がかりを用いる
言語	ボディランゲージを用いる、質問のしかたを工夫する、推測してたずねる
知覚 - 運動	補聴器を使う、低めのはっきりした声で話す（大きい声とは異なる）
社会的認知	英語で話す、比喩の使用を控える

※大庭輝：コミュニケーションを通した認知症のアセスメント、高齢者のケアと行動科学、2018、23巻、p.6 より引用

◎認知症の人同士のコミュニケーションを大切にする

　少し視点が変わりますが、認知症の人同士のコミュニケーションも大切だと考えています。

　トラブル防止のため、認知症の人同士の会話をさまたげたり、席を離したりしていることがあるかもしれません。認知症ではない人から見ると、認知症の人同士の会話は不可解で、「混乱しないかな？」と心配になることもあります。

　しかし、認知症の人から見れば、認知症の人と話すほうがラクかもしれません。

　過去の経験で、専門職があの手この手で誘っても入浴しなかった人が、仲よくなった認知症の人に「一緒に入りましょうよ」と誘われると入浴した人がいました。これと似たような経験は何度もあります。

　認知症になると、人の気持ちの理解や共感がむずかしくなるといわれています。しかし、認知症の人同士の関わりを見てきて、認知症の人同士だからこそ、わかり合える何かがあるのではないかと感じてい

ます。

　このようなことから、多少のトラブルのリスクがあっても、認知症の人同士のコミュニケーションを見守る姿勢があってもよいのではないかと考えます。

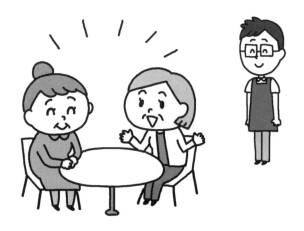

＊　日本認知症ケア学会編：認知症ケア標準テキスト 改訂 4 版 認知症ケアの基礎、ワールドプランニング、2016、p.17

第 3 章

事例でわかる！
よくあるつまずく場面での
言葉かけ・接し方のコツ

3-1　生活場面でつまずく場面

scene ① ご飯を食べたことを忘れる

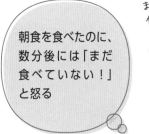

朝食を食べたのに、数分後には「まだ食べていない！」と怒る

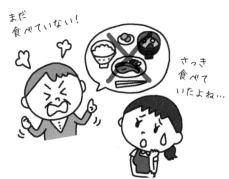

■ どのようなことが影響しているか

● エピソード記憶の欠如

前述のように、食事をしたというような時間や場所が限定される個人の体験に基づく記憶のことを「**エピソード記憶**」といいます。

アルツハイマー型認知症では、エピソード記憶の欠如が目立つといわれています。

● 満腹中枢の働きがわるくなる

認知症の人のなかには、ある時期に過食の症状が強く出る人がいます。しかし、これは脳の視床下部にある満腹中枢の機能が低下するからだと考えられています。

過食は、アルツハイマー型認知症や前頭側頭型認知症の人に見られやすいといわれています。

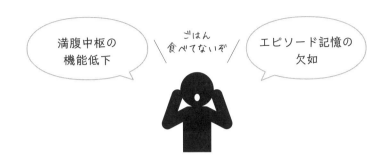

Bad!

✕ よくある対応の失敗例

● 食べたことを思い出させようとする

　「さっき食べたばかりですよ」「おいしいと言って食べてましたよ」と、食べたことを思い出させようとするとよけいに怒らせてしまうことがあります。

　記憶は、新しいことを覚える「**記銘**（きめい）」と情報に保持しておく「**保持**」、そして必要なときに引き出す「**再生**」という3つの要素で構成されています。

■記憶の3つの要素

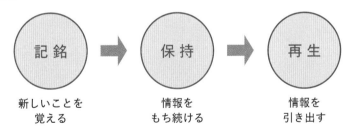

　私たちでも物忘れをすることはありますが、これは「再生」が何らかのエラーを起こした場合です。しかし、アルツハイマー型認知症では「記銘」の部分が障害されます。

　健常人の「思い出せない」物忘れと、そもそも「覚えられない」アルツハイマー型認知症の人の物忘れは別物です。記憶が保持されてい

ればヒントがあれば思い出せますが、保持されていない記憶はヒントがあっても思い出せません。そのため、食事を食べたことを思い出させようとするのは、うその事実を伝えられていると感じてしまうことがあります。

Good!

○ よい対応例

❶ ちがうことに意識を向けさせる

初期であれば食べたことを思い出せることもありますが、たいていの場合は記憶が抜け落ちていますので、食べていないことが本人にとっての事実です。

そのため、思い出させようとはせず、「今から準備しますね」「食事ができるまでちがうことをして待ちましょう」などと声をかけて落ち着くようであれば、そのような対応をしながら次の食事まで待ってもらうようにするとよいでしょう。

この際、周りの利用者が「あれ、あの人ご飯食べてたよね？ 私がおかしくなったのかしら？」と、不安にさせないことも同時に注意してください。

■周りの利用者にも配慮する

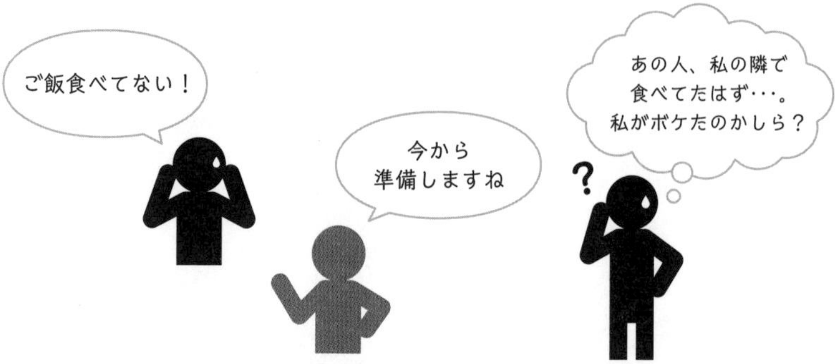

周りの認知症の人にも配慮をしましょう

❷ 食べ物を提供する

　上記の対応で落ち着けばよいですが、「さっきから待っているけど
いつになったらご飯がくるの？」「うそをついているんじゃないの？」
と、焦燥感や怒りが強くなる人もいます。

　「今から準備をします」と言っていたのに結局食事が提供されない
と、認知症の人は「うそをつかれた、だまされた」と感じるでしょう。
その結果、職員や事業所全体に対して不信感をもち、ほかのケアにも
影響が出ることもあります。

　そのためこのような場合は、**食べ物を提供するのも1つの方法**です。
糖尿病や肥満などに注意する必要はありますが、「食べていない」とい
う気持ちをコントロールするよりも、食べ物を提供して感情を満たす
ほうが、お互い気持ちがラクになる場合もあります。

❸ 他の職種との連携を図る

　糖尿病や心疾患などをもつ認知症の人の場合は、食事の制限がある
こともあり、どこまで食べさせてよいか迷うことがあります。その際
は、医師や栄養士と相談しながら進めていくことが大切です。

　自分たちの職種だけで考えていると、視野が狭くなりがちです。在
宅であれば、利用者家族やヘルパーなどと連携を図って対応を模索す
る必要もあるでしょう。

　認知症は病気の性質上、初期から後期まで何かしらの食事支援を必
要とし、最期には口から食べられなくなることが多くなります。その
時々で、本人にとって何が最善かを他の職種と連携をとって考えてい
くことが求められるでしょう。

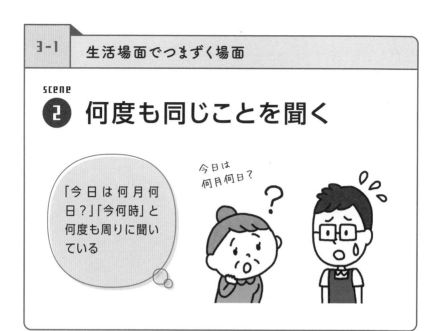

scene 2

何度も同じことを聞く

■ どのようなことが影響しているか

　認知機能障害の1つに「**見当識障害**」があります。見当識とは、日付や時間（時刻）、今いる場所や周囲の人物（その人物との関係）などから、自身が置かれている状況を把握する能力のことを指します。

　認知症では進行とともに見当識が障害され、「**時間→場所→人**」の順でわからなくなることが知られています。

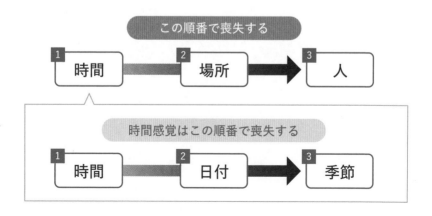

この順番で喪失する

| 1 時間 | → | 2 場所 | → | 3 人 |

時間感覚はこの順番で喪失する

| 1 時間 | → | 2 日付 | → | 3 季節 |

アルツハイマー型認知症では、早期から記憶障害に続いて現われることが多く、レビー小体型認知症でも見当識障害が見られることがあります。

✕ よくある対応の失敗例

● 日付や時間を覚えさせようとする

　デイサービスや介護施設では、朝に「今日は何月何日でしょうか？」と、利用者に毎日聞いているところがあります。しかし、記憶障害や見当識障害がある人に日付を覚えさせようとすることは、避けたほうがよいでしょう。

　先に説明したように、アルツハイマー型認知症のように記銘力の障害がある人は覚えることができません。記憶に関係する脳の神経細胞が少なくなることが原因で、本人のがんばりではどうにもなりません。

　覚えさせようとしている人は、このメカニズムを知らないだけで悪気はないのだと思います。

　認知症ではない人に行う認知症予防の脳トレーニングと、認知症を発症している人に対する見当識障害へのアプローチを混同してしまうと、認知症の人を混乱させてしまう可能性があります。

○ よい対応例

❶ 本人が感じている不安を緩和する

　どのように対応すればよいかを考える前に、まずは見当識障害があることで、**認知症の人はどんな不安を感じているのかを考えることが大切**だと考えます。

　私たちは、今日の日付や時間がわかるからスケジュールどおりに動けます。また、プライベートの時間と仕事のときでは、周りの人との

関係が変わるため自分の言動も変わります。

　では、たとえば目が覚めたときに、そこが知らない場所で、時間の感覚がわからなくて、さらに知らない人が周りにいたらどんな思いになるでしょうか。「ここはどこですか？」「今何時ですか？」と、何度も聞いてしまうことでしょう。

　認知症の人が日付や時間がわからないことで、どのような不安を感じているのかを想像して理解することが最初のステップです。

❷ 会話のなかでこまめに時間を伝える

　会話のなかで、見当識を助けるような言葉かけをたくさんしましょう。たとえば食事を配膳する際は、**「朝ごはんです」などといつの食事なのか伝えることを意識するとよい**です。時間を伝える際は、ただ「9時です」と伝えるよりも、「朝の9時です」と午前か午後かを伝えると、よりよいです。

　このときも、時間を覚えさせようとする必要はありません。伝えてもすぐに「今何時？」と聞いてくることもありますが、ケアには意味があります。時間があいまいになっている状態を一時的でも現在の時間軸に合わせることを繰り返しながら、1日を過ごしていけるサポートができるとよいでしょう。

■時間などを具体的に伝える

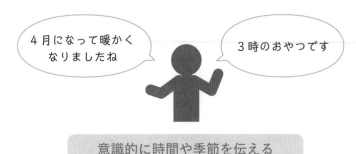

❸ カレンダーや時計を工夫する

初期であれば、カレンダーや時計を工夫することで落ち着く場合があります。一般的に、「日めくりカレンダーがいい」「大きな文字のデジタル時計がいい」などといわれます。

ただ、過去の習慣によって効果は変わります。認知症になる前から日めくりカレンダーをめくるのを忘れてしまうタイプの人の場合、認知症になってから日めくりカレンダーに変えてもうまくいかないでしょう。

その人が、今までの生活でどのようなカレンダーや時計を好んで使ってきたのかをリサーチし、本人と一緒に「これなら使えそう」というものを選んでください。

認知症が進行すると、うまく使いこなせなくなってくる時期がきます。そのようになったら無理に続けさせるのではなく、そのときの認知機能や生活、介護サービスなどに合わせた方法にシフトしていきましょう。

scene 3 転倒のリスクがあるが動き回る

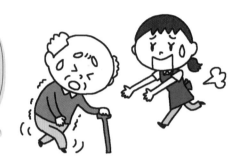

歩行が不安定で転倒の危険があるが注意しても1人で歩く

■ どのようなことが影響しているか

● 転倒リスクにはさまざまな要因がある

認知症の人の転倒は、認知機能障害や行動・心理症状（BPSD）、薬剤の影響など、さまざまな要因が複雑にからみ合っています。

「何度注意しても忘れてしまう」「言ってもわかってもらえない」ということがありますが、次ページの表から認知症の人が1人で歩き回るのは記憶障害だけが原因ではないことがわかります。

本人の健康を守るために薬は大切ですが、高齢者では副作用が出やすく転倒リスクを高める薬もあります。認知症の人では、行動・心理症状（BPSD）を抑えるために、抗精神病薬や睡眠薬などを使用することがあるため、さらに転倒しやすくなります。

■認知機能障害（中核症状）と転倒との関連

中核症状	具体的な症状	転倒との関連
記憶障害	新しいことが覚えられない、思い出せない	介助の必要性を覚えていない。ものを置いた場所がわからない、覚えられない
見当識障害	時間・場所などがわからない	時間・場所などがわからず、歩き回って転倒する。見守り体制の十分でない夜間活動量増加
視空間障害	ものは見えるが、何か認識できない	空間認知の障害のためにものの位置がわからず、つまずく・ぶつかる
失認・失行	適切な動作ができない	衣服や履物を正しく着用できないためにバランスを崩して転倒しやすい
注意力障害	注意力が障害される	注意深い行動がとれない、注意喚起を理解できず転倒する

※鈴木みずえ：認知症高齢者の転倒予防 認知症高齢者の視点からの転倒予防のエビデンスと実践，p.6 より引用

■BPSD の症状と転倒に関連する症状

BPSD の症状		具体的な症状	転倒に関連する症状（一例）
行動症状の例	徘徊	無目的に歩き回る。本人なりの理由があって歩き回る	疲労が増大し、歩行状態が悪化する
	帰宅欲求	本人が思う「家」に帰ろうとする	家に帰るために無理な行動をとる
	暴言・暴力	意思疎通できず、力ずくで行動する	ものにぶつかる、つまずく
	介護への抵抗	介護されている状況や必要性を理解できないため世話を拒否する	適切な介助、見守りが受けられない
	昼夜逆転	生活のリズムが乱れる。睡眠が障害される	職員の少ない時間帯に活動する
	失禁	トイレの場所がわからない。尿意・便意がわからない	トイレ移動・移乗時にあせる。下腹部の違和感が気になって落ちつかない

心理症状の例	不安	漠然とした気がかりで落ちつかない	・何度も同じ質問をしたり、同じ場所へ行って確認する ・興奮して衝動的な行動をとる ・不安・怒り・こだわりなどの感情が心を占め、安全に注意を払えない ・車いすから急に立ち上がり、歩きだそうとする ・向精神薬によるバランス能力の低下
	焦燥感	いても立ってもいられない気持になる	
	抑うつ	わからなくなったことを嘆く、ふさぎ込む	
	幻覚	子どもなどがはっきりと見える	
	妄想	物が盗られたと思い込む。他人を夫と思い込む	

※征矢野あや子：認知症のある高齢者の転倒予防、日本転倒予防学会誌、2014、1（1）、p.19
表2の一部を引用

■転倒リスクを高める主な薬剤

薬の分類	主な副作用の例
抗精神病薬	歩行障害・認知機能の低下
睡眠薬	認知機能の低下、運動機能の低下、せん妄
抗うつ薬	繰り返し伝える、言葉を言い換える、手がかりを用いる
スルピリド	歩行障害などのパーキンソン症状
抗パーキンソン病薬	認知機能の低下、せん妄
高血圧治療薬 （ループ利尿薬・α遮断薬）	立ちくらみ
H1受容体拮抗薬	認知機能の低下、せん妄
H2受容体拮抗薬	認知機能の低下、せん妄
制吐薬	ふらつき、ふるえなどのパーキンソン症状

※日本医療研究開発機構研究費「高齢者の多剤処方見直しのための医師・薬剤師連携ガイド作成に関する研究」研究班、日本老年薬学会、日本老年医学会編：高齢者が気を付けたい多すぎる薬と副作用をもとに作成

✕ よくある対応の失敗例

● 行動を制限する

　介護事業所には安全配慮義務があり、どの事業所でも転倒を防止するためにさまざまな取り組みをしています。多くの介護事業所を見てきましたが、程度の差はあれ、「とにかく転倒だけはさせてはならない」という緊張感はどこの現場でもありました。

　その緊張感がよいケアにつながればよいですが、事業所によってはその緊張感が不安やイラ立ちに変わり、認知症の人を怒ったり、強い口調で行動を抑えたりすることにつながっている現場もありました。

　認知症の人はそのような雰囲気に敏感ですので、安心できなくなって逃げたくなります。そう思って立ち上がったとたんに、「転ぶから立つな、歩くな」と行動を制限されると、認知症の人の不安は怒りに変わり、落ち着かなくなったり攻撃的になったりします。その結果、さらに転倒リスクが高くなります。

　また歩かないことにより、体の筋力が低下してさらに転倒しやすくなるという悪循環におちいります。

◯ よい対応例

❶ なぜ歩きまわるのかを考える

　認知症の人の行動は不可解に思えることもありますが、「立ち上がる」「歩く」にはその人なりの理由があります。「トイレに行こうと思った」「ここにいてもすることがないから帰ろうと思った」などさまざまです。

　「さっきもトイレに行きましたよね」「まだ帰れませんよ」という返答だけでは認知症の人は納得しません。「トイレに行きたい」「つまらない」というニーズが満たされていないので当然です。

　転ばせない行動を押しつけることは、本来の介護とはちがうのでは

ないでしょうか。安全を守ることは基本ですが、**転ばせない方法を考えるのと同時に認知症の人のニーズを満たすことが大切**です。

❷ ソワソワし出す前に対応する

　人によって1人で歩こうとする理由は異なりますが、「夕暮れ症候群」と表現されることもあるように、午後から夕方にかけて落ち着きがなくなり、急に立ち上がって歩き出す認知症の人が増えます。

　経験から思うのは、落ち着きがなくなってから対応したのでは遅いということです。あわてて気をそらせるために、「座って話をしませんか」と声をかけて、「もう帰るんだから！ 放っておいてくれ！」と怒られたこともよくあります。居心地のわるさが限界を超えると、認知症の人は「ここにはいられない」と行動を起こすのではないかと感じています。

　そのため、**居心地がよいと思えるような環境をつくり、提供し続けることが大切**だと考えます。認知症ではなじみの関係が大切だといわれるように、認知症の人が安心できる人（職員・利用者）が近くにいるとよいでしょう。

　また、自宅で愛用していた身近なもの（ブランケットなど）を身につけていると安心できるといわれています。

❸ 他職種と連携を取りながら転倒を予防する

　認知症の人の転倒にはさまざまな要因があるため、現場の介護職だけで予防するには限界があります。介護職に負担がかかりすぎると、「転ばせないために歩かせない」という悪循環におちいってしまいがちですので、他の職種と協力しながら役割分担をしていきましょう。

　たとえば、転倒につながる行動には体調不良が隠れていることがありますので、**看護師が丁寧に身体管理を行うことが転倒予防につながります**。また、服用している薬剤が転倒につながる可能性が考えられる場合は、**医師や薬剤師に相談して調整してもらうことができます**。

■ 他職種それぞれの役割

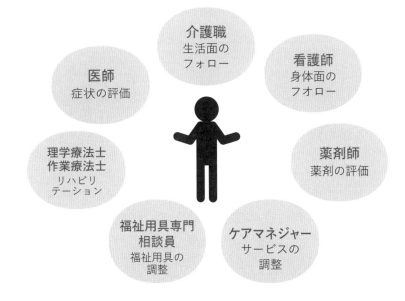

❹ 転倒しても重症化しない対策をする

　転倒を予防することは大切ですが、完璧に防ぐことはできません。転倒を繰り返す場合は、衝撃を緩和するヘッドギアやヒッププロテクター、緩衝マットなどの使用を検討するのも1つの方法です。

❺ 職員が安心できる環境をつくる

　転倒させないために職員が利用者を怒っている場面は、介護現場ではしばしば見られます。

　もちろん介護職の質もありますが、介護職だけがわるいとはいえません。自分の担当していたフロアでの転倒や、夜勤帯での転倒は落ち込むものです。まして家族から怒られたり、上司から責められたりした経験があると、認知症の人の幸せよりも自分の安全を守ることを優先してしまうこともあるでしょう。

　有名な「マズローの欲求5段階説」というのがありますが、下から

2番目が「安全欲求」になります。「人の役に立ちたい」「社会から認められたい」などの欲求は、安全欲求が満たされないとわき上がりません。利用者のことをもっと考えて行動してほしいと思うならば、まずはスタッフの安全欲求を満たすことが優先かもしれません。

■ マズローの欲求 5 段階説

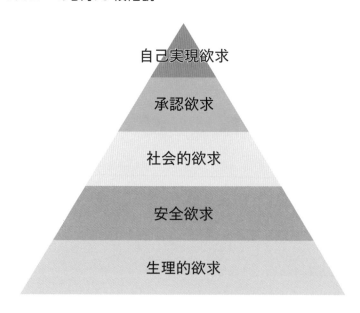

事故が起こった際に、「どうして目を離したの？」と発見した職員を責めてもしかたありません。

よくある場面に「他の利用者に付き添っていた」ということがありますが、そのおかげで付き添っていた利用者の安全は守れたわけですから、そこを評価することも大切です。**職員が安心して働ける環境をつくることが何よりも大切**だと考えています。

3-1 生活場面でつまずく場面

scene 4 入浴を嫌がる

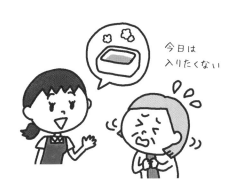

週2回デイサービスの利用を開始したが、入浴を嫌がる

今日は入りたくない

■ どのようなことが影響しているか

● 安心できていない

　入浴では裸になりますが、信頼していない人の前で裸になることはとても不安です。認知症ケアに携わっていれば誰でも一度は入浴を嫌がられた経験があると思いますが、多くの場合は入浴ではなく、服を脱ぐことを嫌がりませんか？

　入浴の声かけをして断られた場合、私たちは「入浴拒否」と表現します。しかし、根本的な課題は入浴そのものではなく、自分の置かれている状況への納得感や、環境や職員への信頼感にある可能性があります。

● 不快な感情が残っている

　2-4でお伝えしたように、不快な感情は残りやすいといわれています。「少し無理に入浴させても忘れるだろう…」と本人の意思に沿わないことを一度でも行ってしまうと、その記憶が残り、入浴のイメージ

がわるくなる可能性があります。

● アルツハイマー型認知症と入浴の関係

　伊苅弘之医師によると、入浴拒否をする認知症の人の80 ～ 90%は
アルツハイマー型認知症だそうです[*1]。

　また、アルツハイマー型認知症の入浴習慣に関する研究によると、
認知症が進行するに連れて入浴回数が減少することがわかっていま
す。

　減少の理由として、「記銘力障害により入浴行為を忘れる」「実行機
能障害により湯温調節や湯量調節が困難になる」「抑うつ傾向により
入浴に対する興味が減弱する」など、多面的な誘因があると示してい
ます[*2]。

● 認知機能と入浴の関係

　認知症になる前は入浴が好きだったのに、認知症になってから入浴
を拒む場合、認知症になって何かが変わったと考えられます。「認知症
になったから入浴が嫌になった」というわけではなく、**認知症の症状
によって入浴に対する認識や感情が変わり、結果として入浴の行動が
変わった**と考えられます。

　たとえば、実行機能の障害によって入浴の手順がわからなくなり、
おっくうになって入浴をしなくなるケースがあります。また、判断力
の低下によって入浴中にケガをしそうになったことで、入浴が恐怖に
変わった人もいました。

　認知機能の低下が入浴におよぼす影響の一例を次ページの表にまと
めましたので、参考にしてください。

■認知機能の低下が入浴におよぼす影響の例

記憶障害	前回の入浴について覚えていない
見当識障害	入浴をしてよい場所なのかがわからない
判断力の低下	入浴の必要性がわからない
実行機能障害	入浴の手順がわからない
失行	衣類の着脱ができなくなる

Bad!

✕ よくある対応の失敗例

● 1日中何度も誘う

　冒頭の例に挙げたような週2回のデイサービスでの入浴の場合、朝に家族から「今日はお風呂に入れてくださいね」とプレッシャーをかけられることも多く、職員も必死になるでしょう。

　午前中から声をかけ、時間を空け、人を変え、あの手この手でアプローチしていることも多いと思います。しかし、「入りたくない」と言っているのに何度も誘われると、認知症の人はだんだんその人の顔を見るだけで嫌な気持ちになるでしょう。

　断っているのに何度も誘われ、しまいには「入ってもらわなければ困ります」などと言われてしまったら、よけいかたくなになる可能性もあります。

　また、このようなことが続くと、認知症の人にとって「デイサービスはお風呂にしつこく誘われる嫌な場所」と認識されてしまいます。すると、職員に対する不信感が強くなり、デイサービス自体を嫌がるようになってしまう場合もあります。

■ 認知症の人にとっての認識

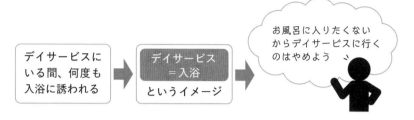

● うそをついて入浴させる

「入浴」「お風呂」という言葉を使わずに、さりげなく浴室に誘導する方法があります。この方法がうまくいくうちはいいですが、何度も続くと認知症の人もわかってきて、「そうやってお風呂に連れて行くつもりでしょ、行かないよ」と言われてしまうことがあります。

この方法は、最初のきっかけとしては有効ですが、何度も続くと認知症の人のなかに不信感が生まれます。

「下着だけ変えましょう」「看護師さんに薬をぬってもらいましょう」などの声かけもよく行われます。その流れで、認知症の人が自分から入浴したいと思えば問題ありませんが、無理やり入浴につなげようとするのは好ましくありません。

他の章でもお伝えしていますが、**認知症ケアは信頼関係が築けないとすべてのケアに影響が出ます**。入浴の関わりで感じた不信感は、入浴だけではなく、食事のときも送迎のときもずっと続きます。

一度認知症の人に「この人嫌だな」と思われてしまうと、信頼してもらうには長い期間を要します。

Good!

⭕ よい対応例

❶ 声かけは 2 回まで

私が多くの失敗から学んだのは、「断られたらさっと引き下がるのが一番いい」ということです。基本的に声かけは、1回でやめたほう

がよさそうです。

　2回目の声かけで入ってくれる人もいますが、私の感覚では90％の人は2回目でも入りません。1回目の声かけで入りたくないという意思が強ければ、2回目の声かけはしないほうが印象はよくなるでしょう。ただ、1回目で迷いがあるようであれば、2回目の声かけをしてもよいと思います。

　断られたときに、「入りたくなったらいつでも言ってくださいね」と伝えておくと、認知症の人にもよい感情が残ります。

❷ 入浴してくれたときは最初から最後まで丁寧に

　入浴介助は、入浴の声かけから入浴が終わって席に戻るまでのすべてです。最初から最後まですべてのプロセスを丁寧に行うことで、少しずつ入浴に対するよい記憶が残っていくことが期待できます。

■丁寧な入浴介助がよい記憶につながる（プロセスの例）

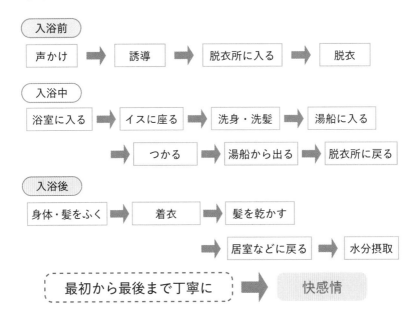

❸ 羞恥心に配慮する

　異性の職員による入浴介助に抵抗を感じる人は多いです。女性の利用者に多い印象ですが、男性の利用者にもいます。一般的に考えれば当たり前の話ですが、業務に慣れてしまうと認知症の人の羞恥心に無関心になってしまう傾向があります。

　業務上、すべてを同性介助にするのはむずかしいですし、すべての利用者が同性介助を希望するわけではないですが、**抵抗を感じている可能性があることを常に意識することが大切**です。

　同性介助がむずかしい場合は、言葉や視線に配慮することで、認知症の人は大切にされていると感じてもらえるでしょう。また、タオルで体の前側をかくすなどの方法もあります。

❹ 入浴以外の場面で仲よくなる

　「デイサービスはお風呂にしつこく誘われる嫌な場所」と思われてしまうと、サービスが継続できなくなる可能性があります。

　デイサービスを利用する理由は、入浴だけではないはずです。他者と触れ合うことや、リハビリテーション、家族の休息などデイサービスでできることはたくさんあります。

　入浴をしてもらえないと、そのことだけを考えてしまいがちですが、**入浴以外の場面での関わりが、結果として入浴につながることはよくあります**。信頼関係を築くことを、さまざまな場面で意識することが大切です。

＊1　伊刈弘之：認知症の人が「入浴拒否」する理由とそれぞれの対処法、認知症介護、日総研出版、15（3）、p.41

＊2　岩崎靖 他：アルツハイマー病患者における高次脳機能障害および抑うつ状態と入浴習慣の関連についての検討、日温気物医誌、75（3）、p.191、2012 年

scene
⑤ **食事を摂取してくれない**

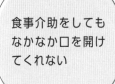

食事介助をしても
なかなか口を開け
てくれない

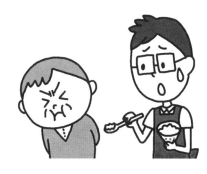

■ どのようなことが影響しているか

● 加齢による変化や体調不良

　みなさんも体調によって食欲がないことがあると思いますが、認知症の人も同じです。体調といってもただ風邪をひいているといったことではなく、消化器系の不調、口腔内の問題、姿勢の苦痛、薬の副作用などさまざまです。

　また、病気ではなくても、唾液の減少や味覚の変化、食欲に関わるホルモンの変化など、加齢による身体的な変化も影響します。

● 摂食嚥下機能に問題がある

　食べ物を口のなかに取り込み、胃に送り込むまでの食べる機能のことを「**摂食嚥下**」といいます。

　摂食嚥下にはいくつかのプロセスがあり、複雑にからみ合っています。認知症の人は**摂食嚥下機能に障害が起こりやすく、このことが食べられない原因の1つになっている**と考えられます。

たとえば、プロセスの1つに「咀嚼」がありますが、咀嚼には歯の
状態や舌の筋肉、ほおの筋肉が影響します。
　下肢の筋力が少なくなると歩くのが大変になるのと同じで、食べる
機能に関連する筋肉が少なくなれば、食べることに疲労を感じ、苦痛
になってしまう可能性があります。

■ 摂食嚥下の 5 期モデル

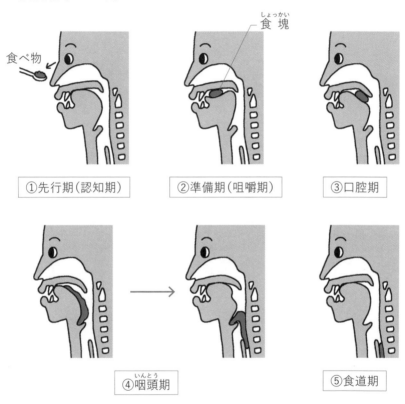

食べ物

食 塊

①先行期（認知期）　②準備期（咀嚼期）　③口腔期

④咽頭期　⑤食道期

● 認知症のタイプと食べる機能の関係
　次ページの表のように、認知症のタイプによって摂食嚥下障害の症
状も変わります。

■認知症のタイプ別の摂食嚥下障害の症状

アルツハイマー型認知症	・食べはじめない、食事の途中で止まるなど食行動の変化が起こりやすい（注意障害・失認・失行などが関係） ・嚥下機能は後期まで保たれることが多い
レビー小体型認知症	・比較的早期から嚥下障害が見られる ・「食事に虫が入っている」などの幻視が影響することもある（視覚認知の障害）
前頭側頭型認知症	・早食い、同じものを食べ続けるなど食行動の変化が起こりやすい（前頭葉症状） ・食べ物の好みが変わる傾向がある
血管性認知症	・半側空間無視 ・嚥下反射の低下

Bad!

✕ よくある対応の失敗例

● 「食べなきゃ元気になりませんよ」と強引に食べさせる

　私はよく「食べて元気になりましょう」と、声をかけながら食事介助をしていました。

　しかし、すべて食べられて栄養をとれたとしても、「はたしてそれが本人の幸せになっているのか」という疑問を常に感じていました。食べる機能が低下して食事が疲労の原因になっている人にとっては、食事は1日3回の苦痛な時間かもしれません。

　本人の健康のために一生懸命に食事介助をしていると思いますが、それが続くと本人はどんどん食事が苦痛になり、職員に対しても不快な感情を抱き、信頼関係が崩れてしまうこともあります。

● 「あと1口頑張りましょう」と言う

　「もう食べられない」と本人が言っても、「あと1口がんばりましょう」と、食事を継続させようとすることがあるでしょう。

　本当に1口だけで終わるならよいのですが、食事中に「あと1口」

が何度も続き、それが毎回の食事で行われたら介助されている人はどう思うでしょうか。

　食べる動作にはたくさんの筋肉を使います。食べることには、心理的な側面も身体的な側面も大きく関わります。食事はがんばる気持ちだけでは摂取できないことを理解し、さまざまな角度からアプローチすることが大切です。

Good!

よい対応例

❶ 摂食嚥下のどこに問題があるのかを分析する

　食事の摂取に問題がある場合、**摂食嚥下のどこに問題があるのかを探ることからはじめましょう**。

　たとえば、食べ物を口に運ぶ動作（先行期）に問題があるのと、嚥下反射（咽頭期）に問題があるのとでは対応が変わります。配膳から下膳までの食事摂取の様子をよく観察するとヒントが見えてきます。

　冒頭の例に挙げた「口を開けない」場合は、まずは先行期に問題があると考えることができます。そこからその原因は、「認知機能の低下によるものなのか」「口やほおの筋肉の問題なのか」「心理的なものなのか」を探っていきます。

　摂食嚥下の評価や対応は、**介護職だけで行うよりも医師や言語聴覚士、歯科衛生士などと連携をとって行うほうが安全で効果的です**。口腔ケアや嚥下訓練などが有効なこともあります。これらは別の項目でお伝えします。

■ 観察ポイントの一例

先行期	・しっかり覚醒しているか ・食べ物の認識はできているか
準備期	・義歯は装着しているか（合っているか） ・食べ物を噛めているか
口腔期	・口が閉じているか ・飲み込んだあと食べ物が口に残っていないか
咽頭期	・飲み込みはスムーズか ・むせはないか ・声がガラガラしていないか
食道期	・胸やけや胸がつかえる感じはないか

❷ 本人の状態に合わせた食事

食事形態がその人の状態に合っているのかも大切なポイントです。嚥下状態がわるく食べられない場合もありますが、食べたくない食事だから食べないということもあります。

　本人が普通食を食べたいと希望していても、義歯の装着に問題があったり、咀嚼に不安があったりすると、普通食からおかゆやきざみ食の食事形態に変更することがあります。食事の安全を優先したために、食事をとれなくなってしまうケースがあるのです。

　窒息や嚥下の予防はもちろん大切ですが、本人の希望を取り入れながら食事形態を調整していくことも必要です。

　また、はしやスプーンなどの食具の使い方がわからなくなったからといって、すべてを介助に切り替えるのではなく、**手で食べられるものを提供し、自力で食べられるものを増やすことも1つの方法**です。

❸ 好きなものを提供する

　病院（施設）の食事はとらないのに、家族がもってくる食べ物は驚くくらいよく食べる人がいます。身体的なことを考えるとバランスのよい食事をしてほしいと思いますが、「食べることを楽しむ、本人の幸

せ」という視点で考えると、本人が望まない食事を強引にとらせるよりも、本人が好んで食べられるものを提供するほうがよいと考えます。

　糖尿病や高血圧などが心配な場合は、医師に確認しておくとよいでしょう。

❹ 全量摂取にこだわらない

　病院や介護施設では、「食事の全量摂取や最低でも8割摂取」が目指されているように感じます。冷静に考えれば、私たちは毎日3食をしっかりと食べているわけではないでしょう。

　認知症ケアにおける食事介助は、専門職側のこのような固定観念が問題になっていることもあります。

　本人の食べたい気持ちをうまく引き出したり、苦痛のない食事介助をしたりして全量を食べられるのは素晴らしいことです。

　しかし、「全部食べなければ部屋に戻れませんよ」などと認知症の人を怒りながら全量食べさせても、それはよいケアとはいえません。全量摂取にこだわりすぎると、お互いが苦しくなってきます。

　食事の量については、担当医にどのくらい食べられていたらOKとしてよいかを相談してみるのもよいと思います。

3-1 生活場面でつまずく場面

scene 6 服を着ることがむずかしい

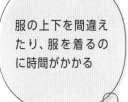

服の上下を間違え
たり、服を着るの
に時間がかかる

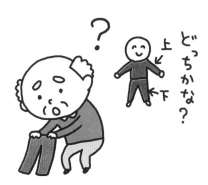

■どのようなことが影響しているか

●認知機能の障害

　身体機能に問題がなければ、服を脱ぐのはさほどむずかしいことで
はありません。しかし、服を着るのは脱ぐのと比べると高度な行為で、
「上なのか下なのか」「表なのか裏なのか」など、考えなければならな
いことがたくさんあります。

　認知症の人のこのような行動は「着衣失行（着衣障害）」とも呼ば
れ、中期以降によく見られます。

●身体の痛みやパーキンソン症状がある

　服の着方がわからない場合は着衣失行の可能性が高いですが、服を
着るのに時間がかかるのは、体調が関係しているかもしれません。

　血管性認知症では、**まひやしびれ感などによって身体が思うように
動かずに時間がかかる**ことがあります。レビー小体型認知症では、**身
体の動きがかたくなる、動作が緩慢になるなどのパーキンソン症状**が

あります。

　服を着るには体力を使います。以前関わった呼吸器疾患をもつ利用者さんは、「着替えは本当に疲れる」と話し、着替えの途中でよく臥床して休んでいました。また、肩や腰の痛みが影響していることもあります。

Bad!

✕ よくある対応の失敗例

●間違えていることを指摘する

　認知症の人を否定しないのは基本的なことですが、「そうじゃないですよ！　間違っていますよ！」などと指摘する専門職も少なからずいます。

　認知症の人に対して間違いを指摘することは、自信を失わせたり、逆に怒らせてしまったりすることがあります。服を着るという今まで簡単にできていたことがスムーズにいかなくなったことに、認知症の人は不安やとまどいを感じています。その不安な気持ちに追い打ちをかけるような声かけをすることはやめましょう。

●自分でやってもらおうとする

　「自分でできることは自分でやってもらう」という自立支援は、介護の大切な考え方です。しかし、本人が不安を感じていたり手伝ってほしいと望んでいたりするときは、無理に自分でしてもらう必要はないと考えます。

　身体の痛みがある場合に無理をさせると、痛みが増強したり、他の部位に負担がかかったりしてしまう可能性があります。

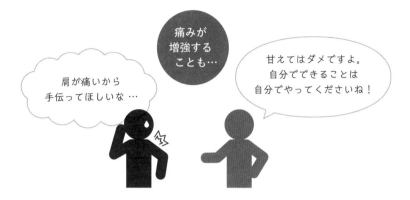

Good!

○ よい対応例

❶ 着る順番に置いておく

服を着る順番はわからなくても、服を着る動作ができる場合、**まず着る順番に下着や服を置いてみてください**。

人によって上から着るのか下から着るのか個人差がありますので、その人のパターンを把握して置いておくことができると、うまくいく可能性が高くなります。

❷ 1枚ずつ伝えながら渡していく

着る順番に置いてみてもうまくいかない場合は、**「上に着るシャツです」「ズボンです」と、1枚ずつ伝えながら渡す**とよいでしょう。

業務を効率的に行うため、「着させてあげたほうが早い」と考える人もいますが、本人の達成感や身体機能の維持のためにも、本人に苦痛がなければご自身でやってもらうほうがよいと思います。

このときにあせらせないように注意しましょう。介護現場は業務に追われていることが多いため、ペースが早くなりがちです。

着衣失行があるということは、情報処理能力や判断力も低下していると考えられますので、わかりやすいシンプルな声かけを心がけるとよいでしょう。

❸ 本人が望む部分をサポートする

　身体に痛みがあったり、体の動きがわるいなどのパーキンソン症状があるときは、本人にその能力があったとしても無理をさせないほうがよいケースもあります。

　どの部分をサポートしてほしいかわからないときは、本人に「どこをお手伝いすればよいですか？」と聞いてみてください。「シャツの腕だけとおしてほしい」「背中の部分を整えてほしい」などと教えてくれます。

　痛みがあっても自分でやりたいという場合は、「必要なことがあったら声をかけてくださいね」と声をかけて見守りましょう。

　現場では、「この人は介助したほうがいい」「この人は見守りでいい」と介護する側が判断していることが多いですが、本人にどのような対応をしてほしいか確認しながら行っていきましょう。

■対応方法は本人に確認する

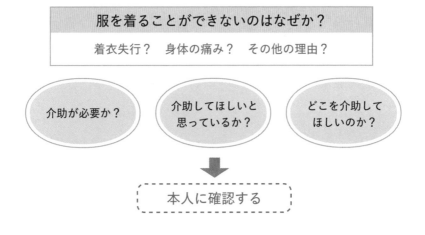

scene ⑦ デイサービスで レクリエーションに参加しない

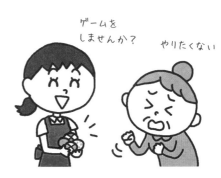

お手玉のゲームに
何度誘っても、「や
りたくない」と参
加しない

ゲームを
しませんか？

やりたくない

■どのようなことが影響しているか

● うまくできない恥ずかしさ

デイサービスでは体を動かす体操やゲームなど、ほぼ毎日何かしら
のレクリエーションを行っています。

簡単そうに見えるレクリエーションでも、認知症の人にとってはと
てもむずかしく感じるものがあります。たとえば、体を動かすことに
問題がなくても、説明に合わせて体を動かすことなどです。

冒頭の例に挙げたゲーム系のレクリエーションは盛り上がって楽し
いですが、短い時間での判断が必要な場合もありますので、プレッシ
ャーを感じて緊張する人もいます。

「ゲームはむずかしいし、他の人に迷惑をかけるからやりたくない」
と話してくれた利用者がいました。認知症の人は、前にできたことが
できなくなっているという自覚があります。デイサービスのゲーム
も、「失敗して恥ずかしい思いをしたくない」という気持ちがある可能
性があります。

✕ よくある対応の失敗例

●「楽しいですよ！」と何度も誘う

入浴の声かけの項目でも説明しましたが、断られているのに何度も誘うと嫌な印象をもたれてしまいます。

「楽しいですよ」と声をかけている場面を見かけることがありますが、楽しさの感じ方は人それぞれであって、他者が押しつけるものではありません。また、その人が楽しさを求めてデイサービスに通っているわけではないかもしれません。

本人のためだと思って誘っていても、何度も声をかけられていると「参加しない（できない）自分はダメなのだ」と認識し、デイサービスにいることが居心地わるくなってしまう可能性もあります。

● 昔好きだったことをしてもらおうとする

私が認知症ケアをはじめた頃、認知症になる前に好きだったことや、興味があったことをケアに組み込むとよいと教えてもらいました。

しかし認知症の人のなかには、以前好きだったことをレクリエーションにとり入れてもかたくなに嫌がる人がいました。最初はわからなかったのですが、得意だったことができなくなっていることへのショックがあるのではないかと考えるようになりました。

昔好きだったことをとり入れて、本人が喜んだり活気が出たりする場合は続けて行うとよいですが、嫌がる場合は無理に勧めないほうがよいでしょう。

◯ よい対応例

❶ その人なりの楽しみを認める

レクリエーションに参加しない場合、そもそもデイサービスに通うことに納得できていないのかもしれません。自分で望んで通っていな

い人の場合、その場にいてくれるだけで十分です。また、参加しなくても遠くから見ているほうが楽しいと感じる人もいます。

　利用者がゲームに参加して楽しんでくれる姿を見ていると、こちらもうれしい気持ちになりますし、家族へも報告しやすいでしょう。

　しかし、直接ゲームに参加しなくてもその空気感を楽しめていれば、それはレクリエーションを楽しんでいることになります。**ゲームに参加しないことに罪悪感を感じさせないことが大切**です。その人なりの楽しみ方や、楽しんでいる表現を認めていきましょう。

❷ 職員自身が楽しむ

　私は看護職なので、前に立ってレクリエーションを盛り上げるという業務はほとんど経験がありませんが、前に立つ職員自身が楽しめているかによって、利用者の反応が変わるということを感じていました。

　利用者を楽しませたいと思っていても、職員自身が楽しめていないと、その思いは利用者に伝わるようです。利用者から「あの人（職員）が一番楽しそうにやっている」と言われるような人が前に立つときは、ゲームが盛り上がります。

　「前に立つのが苦手」「盛り上げることが苦手」という介護職は少なくないでしょう。うまくやろうと考えすぎず、純粋に自分が楽しみながらレクリエーションを行ってみてください。そうすると、認知症の人も「楽しそうだな、やってみようかな」と思ってくれるかもしれません。

❸ わかりやすい内容にする

　レクリエーションは、集団で行うものも個別で行うものもあります。集団で行う場合、認知症の人の難易度に設定すると、認知症ではない人から「つまらない」と言われてしまうことがありますので、すべてを認知症の人に合わせることは困難であると思います。

対応が可能な場合は、個別や少人数で行い、認知症の人にとってわかりやすく、参加しやすい内容にしましょう。認知症の人は集中力や注意力を持続させることがむずかしいので、**短時間でできてルールが複雑ではない内容にすることがポイント**です。

❹ レクリエーションに参加することのメリットを伝える

　レクリエーションとは少しちがいますが、デイサービスで嚥下体操をしていたことがあります。

　最初はただ「お口の体操をしましょう」と言ってやっていたのですが、途中から「1つひとつの動きにどのような効果があるのか」を説明しながら行うようにしてみたところ、利用者が積極的に取り組んでくれるようになったという経験があります。

　このように、**「何のためにやっているのか」「やることによって自分の身体（生活）にどのようなメリットがあるのか」**を伝えることは、レクリエーションに積極的に参加してもらう方法の1つです。

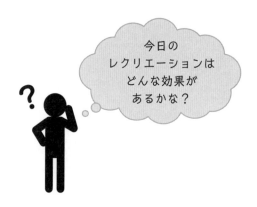

今日の
レクリエーションは
どんな効果が
あるかな？

3-1 生活場面でつまずく場面

scene 8 何度もトイレに行きたいと訴える

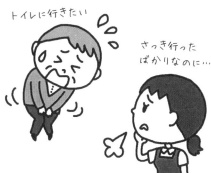

トイレに行きたい

さっき行ったばかりなのに…

> トイレに連れていっても、すぐにまたトイレに行きたいという

第 3 章 事例でわかる！ よくあるつまずく場面での言葉かけ・接し方のコツ

■ どのようなことが影響しているか

　認知症の人が何度もトイレに行きたがるのは、記憶障害だけが原因ではありません。排尿のメカニズムはとても複雑で、膀胱に尿を貯める機能（**蓄尿**）、尿意を感じて排出する機能（**排尿**）があります。また、適切な場所での排泄や、排泄にともなう衣類の着脱などの能力も必要です。

　排尿は、膀胱や尿道の筋肉が収縮したりゆるんだりして行われますが、その機能は脳から脊髄、膀胱を行き来する神経によって調整されています。頻尿の原因の1つに、突然に生じ、がまんすることができない尿意（**尿意切迫感**）があり、女性に多く見られます。また、慢性の膀胱炎が隠れている場合もあるといわれています。

　「**過活動膀胱**」と呼ばれる症状もあります。正常な状態では、蓄尿時は尿を貯められるように膀胱の筋肉がゆるみ、排尿時には筋肉が収縮します。過活動膀胱は、少量の尿で過剰に膀胱が収縮する症状です。膀胱が「トイレに行きたい！」と言っているようなイメージです。過

93

活動膀胱は、脳や神経の病気も要因の1つです。

■ 排尿のメカニズム

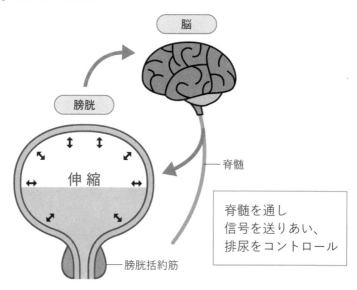

脳

膀胱

伸縮

脊髄

膀胱括約筋

脊髄を通し
信号を送りあい、
排尿をコントロール

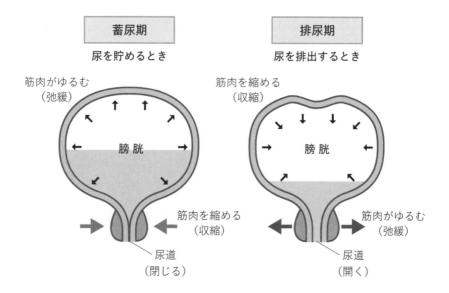

蓄尿期

尿を貯めるとき

筋肉がゆるむ
（弛緩）

膀胱

筋肉を縮める
（収縮）

尿道
（閉じる）

排尿期

尿を排出するとき

筋肉を縮める
（収縮）

膀胱

筋肉がゆるむ
（弛緩）

尿道
（開く）

Bad!

✕ よくある対応の失敗例

●「さっき行きましたよ」と言う

排泄の介助は時間や労力を使うため、何度もトイレに行きたいと訴えられると「またか…」と思ってしまう気持ちは理解できます。

しかし、「さっきも行きましたよ」などと言って、尿意を訴えているのに後回しにすることは好ましくありません。

お伝えしたように、過活動膀胱の場合は膀胱が意識とは関係なく過剰に収縮しているので、がまんできるレベルではないのです。過活動膀胱の尿意と、排尿機能が正常な自分たちの尿意はちがいます。

原因は神経や膀胱であって、介助の方法はほとんど関係がありません。切迫している状況なのに、助けてもらえないのはとてもつらいことだと思います。

真摯に対応しないことは、「この人は自分の訴えを聞いてくれない人だ」と認識されてしまい、他のケアにも影響が出る可能性があります。

●オムツに排尿するように誘導する

何度もトイレに連れて行くのが面倒だからオムツに排尿するように勧めているケースもありますが、この対応も好ましくありません。

尿意切迫感の背景には、慢性の膀胱炎などの「**尿路感染症**」が隠れていることもあるといわれます。膀胱炎は女性に多い病気で、多くは尿道から大腸菌をはじめとする細菌が入って起こります。女性は男性と比べて尿道が短く、菌が膀胱に入りやすいことが要因です。

オムツを使用していると、オムツのなかの陰部や臀部の清潔が保ちにくく、免疫力が低下している高齢者では、尿路感染症（膀胱炎）を引き起こすことがあります。

なお、一般的な膀胱炎は細菌が原因で起こりますが、「**間質性膀胱炎**」という細菌感染が直接関係のない膀胱炎があります。間質性膀胱

炎は、膀胱に原因不明の炎症が起こり、頻尿や膀胱・尿道の違和感や痛みなどの症状が出る病気で、見過ごされていることも多いと指摘されています。

■ 膀胱炎の主な症状

膀胱炎の主な症状

● 排尿痛　● 頻尿　● 尿混濁（こんだく）

● 残尿感　● 下腹部不快感　● 血尿

「排尿時に痛そうな表情をしていないか？」
など、注意して観察しましょう

Good!

○ よい対応例

❶ 医師に相談する

頻尿は排尿障害ですが、認知症の人が頻尿を訴えると認知症の症状だと認識する傾向があります。

頻尿は過活動膀胱など神経や膀胱のトラブルのほかに、心因性のものもあります。心因性の頻尿はストレスなどが原因で起こるもので、リラックスしているときには尿意を感じにくいのが特徴です。

頻尿の原因の判断は簡単ではありません。膀胱炎などの炎症性疾患であれば治療によって改善します。膀胱がんの場合も頻尿の症状が出ます。いろいろな可能性があるため、頻尿の原因を認知症のせいとせず、かかりつけ医や泌尿器科医に相談することをオススメします。

泌尿器科に行く前に「排尿日誌」をつけておくと、医師も状態を判

断しやすいでしょう。また、他の疾患や服用している薬が影響していることもありますので、お薬手帳などももっていくとスムーズです。

■ 排尿日誌の例

時間	尿量	尿の状態	尿切迫感	失禁の有無	備考
10:00	150ml	色が濃い	あり	少量あり	水分200ml摂取
11:00					
12:00	100ml	色は普通	あり	なし	排尿後「まだ出そう」と言っていた
13:00					

❷ オムツを使用している場合はこまめに交換する

慢性期医療施設における院内感染の研究では、「院内感染の第一は尿路感染症であり、オムツ使用者は難治性膀胱炎（オムツ膀胱炎）をともなう尿路感染症の予備群と考えられる」という結果が出ています*。

コスト削減のため、少量であればオムツ交換をしない施設もあると聞きますが、少量でもオムツに失禁があると細菌が増殖します。

直接頻尿を改善するとはいえませんが、オムツをこまめに交換したり、陰部洗浄をしたりして清潔を保つことで、症状の悪化を防ぐことにつながる可能性があります。

頻尿はいまだに原因が不明なことも多く、内服治療も効果が出ないケースが多いのが現実です。過活動膀胱をはじめ、高齢者の頻尿にはこれといった治療法がなく、治らないことも多いといわれています。この点を認識しましょう。

* 岩坪暎二：慢性期医療施設の院内感染実態とオムツ膀胱炎の臨床ジレンマ、日本老年医学会雑誌、2012、49（1）、pp.114-118

scene
① 体調不良を訴えない

熱があるのに、「何ともない、大丈夫よ」と話す

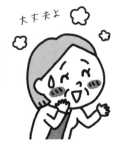

大丈夫よ

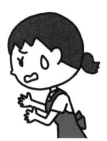

■ どのようなことが影響しているか

　認知症の有無に限らず高齢になると、病気になっても典型的な症状が出にくく、自覚症状も乏しくなります。

　第2章でもお伝えしましたが、肺炎にかかっていても熱が出なかったり、骨折していても患部がはれていなかったりすることがあります。

　そのような高齢者の特徴に加え、認知症の人は**自分の思いや感覚を適切な表現で他者に伝えることがむずかしくなるため、体調不良があっても訴えられない可能性が高い**です。

　たとえば「お腹が痛い」というのは、本人の身体のなかで起こっている感覚です。その感覚を過去のデータや自分の言葉で他者に伝えるのは、認知症の人にとって容易ではないと考えられます。

✕ よくある対応の失敗例

● 認知症の人の主観だけを尊重する

　認知症の人が話していることは、本人にとって事実です。しかし勘ちがいしてはならないのは、事実は「本人は大丈夫だ」と言っているだけで、体調に問題がないとはいえないことです。

　第4章で詳しくお伝えしますが、**主観的情報（本人の訴え）と客観的情報（データや観察から得られた情報）の両方で状態を把握していくことが大切**です。

　本当は何かしらの苦痛がありながらも、うまく伝えることができずに「大丈夫」と言っているのかもしれません。体調の変化があったり、介護職から見て違和感があった場合は、観察を多くしたり、バイタルサイン測定の回数を増やして対応すると全体像がつかめてきます。

● とりあえず熱を下げようとする

　昔は熱が出たらすぐに頭を冷やしたり、解熱剤を服用させたりして熱を下げるような処置が行われていましたが、現在は積極的に熱を下げることはあまり推奨されていません。

　熱が出るのは何らかの感染症や、免疫機能によるもの、体温を調節している脳の視床下部の問題によるものなど、原因はたくさんあります。

　たとえば感染症の場合、熱を上げることで体内に侵入した細菌やウイルスの攻撃力を弱めたり、免疫に関わる細胞を活性化したりします。

　また、体温調節機能がうまくいかずに熱が出ているタイプでは、解熱剤の効果は期待できません。解熱剤を服用させてはいけないわけではありませんが、解熱剤を飲ませれば安心という考え方は少し危険です。

◯ よい対応例

❶「何かおかしいな」という感覚を大切にする

　看護師として介護現場で勤務していたころ、自ら訴えることが少ない認知症の人の体調不良を察知していたのは介護職でした。

　そのほとんどは、「バイタルサインはいつもどおりだし、本人は大丈夫だと話すがいつもとちがう気がする」という報告でした。実際にその後熱が上がったり、脱水になりかけていたことがわかったりするケースが多くありました。

　症状が出るのは体を守るための反応で、高齢になるとその反応が低下するので、はっきりとした症状が出ません。しかし、まったく変化が起こらないわけではなく、「いつもより元気がない」「食事摂取量が少ない」など何らかのサインを出しています。

　「気のせいかな」と自分の感覚を見過ごさず、看護師や同僚と共有することが、認知症の人の体調不良の早期発見につながります。

■ ふだんと異なる様子を見逃さない

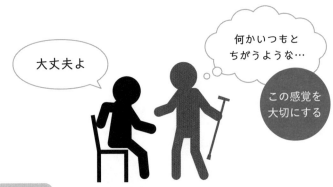

❷ 具体的に質問をする

　私たちは他者に「大丈夫ですか？」と聞かれた場合、たいていの場合はその人と自分の関係性や状況によって、何に対して大丈夫かと聞かれたのかを判断しています。

　しかし、認知症の人は自分の置かれている状況が不明確ですし、言葉の理解力も低下しています。単に「大丈夫ですか？」と聞かれても、何に対して質問されているのか把握するのが困難なようです。

　「体調どうですか？」と聞いて、「体調って何のこと？」と聞き返されたこともありますし、「あの人（職員）に『大丈夫？』って聞かれて何のことかわからなかったけど、『大丈夫』って言っておいた」と話していた人もいます。

　言葉かけはその人のコミュニケーション能力がどの程度残っているかによって変わりますが、「身体で痛いところはありませんか？」「いつもより血圧が高いですが、頭や首の痛みなどはないですか？」などと具体的に聞くとよいでしょう。

❸ 日々の観察を丁寧に行ない、持病を把握する

　いつもと様子がちがうことに気づくには、いつもの様子をよく把握しておくことが必要です。また持病を把握しておくと、ささいな変化にも敏感になることができます。

■ 持病の症状などを把握する

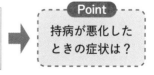

？ どんな持病があるのか？
どのような病気のリスクがあるか？

➡

Point
持病が悪化した
ときの症状は？

ポイントを押さえておくと
認知症の人の体調管理がしやすくなります

scene
② 感染予防をしてくれない

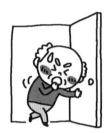

感染症にかかっている可能性があるが、部屋からすぐに出てしまう

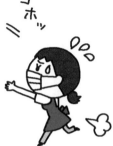

■どのようなことが影響しているか

●病気に対する認識が低下する

　事業所内で感染症（インフルエンザやノロウイルスなど）が発症した場合は、他の利用者に感染を広げないように対策をとる必要があります。他のシーンでもお伝えしたように、認知症の人は病気の認識が低下するため、必要性を理解するのがむずかしい状況にあります。

●体調不良がさらに行動を悪化させる

　ふだんは自室で過ごすのが多い人が、体調不良の際はホールに出てきて、いつもより活動的になることがあります。

　2-3でお伝えしたように、体調不良が行動・心理症状（BPSD）のきっかけになることがありますので、**感染症にかかったことによる心身の苦痛によって、行動症状が出現していること**が考えられます。

　また、「**せん妄**」と呼ばれる一過性の精神症状があります。認知症とせん妄は別ですが、認知症の人は体調不良や治療のストレス、薬剤の

影響など、ささいなことでせん妄を発症しやすい状態です。ふだんより落ち着きがない、コミュニケーションがとりにくいという場合は、せん妄を起こしている可能性もあります。

■せん妄と認知症のちがい

	せん妄	認知症
要因	身体疾患や薬物が影響することが多い	脳の器質的変化が要因
発症・発症時期	発症が急激で、発症時期が特定できる	発症がゆるやかで、発症時期が特定できない
期間	数日から数週間	徐々に進行する
症状の変動	夕方から夜間にかけて増強する	変動は少ない
症状	ぼんやりしていて話のつじつまが合わない、幻覚、興奮など	記憶障害、見当識障害、実行機能障害など

✕ よくある対応の失敗例

●本人の訴えをよく聞かずに行動を制限する

事業所内で感染症が発症した際は、感染拡大を防止するために個室対応や集団隔離の対応をとることが多いと思います。

繰り返しになりますが、認知症の人は自分の病気についての認識が低下しており、説明が理解できなかったり、そのときは納得してもすぐに忘れてしまったりするのが現実です。

本人にしてみれば、何もしていないのに部屋に閉じ込められたという気持ちになっているはずです。そのような気持ちになっている認知症の人に、「部屋から出てこないでください！」と言ってしまうと、認知症の人は怒りや恐怖を感じ、「部屋から出たい」という気持ちが強くなってしまう可能性があります。

第3章　事例でわかる！よくあるつまずく場面での言葉かけ・接し方のコツ

● 必要以上に関わりを避ける

　事業所内での感染拡大を予防するためには、職員も自分を守る必要があります。しかし、感染症をうつされたら困るからと利用者に適切なケアを提供しなかったり、言葉かけを丁寧に行わなかったりすると、認知症の人を不安にさせてしまいます。不安が強くなると安静を守れなくなったり、薬を服用できなくなったり可能性もあります。

　感染予防対策をしっかりと行いながら、認知症の人を不安にさせないよう近くにいる時間も必要です。

Good!

○ よい対応例

❶ 安心して室内で過ごせるような関わりをする

　感染症にかかっているからには、認知症の人も何らかの苦痛を感じていることが予測されます。

　普通に考えればベッドで休息したいはずです。それなのに部屋から出てくるということは、室内にいることに何らかの不安や、居心地のわるさを感じていることが予測できます。

　認知症治療病棟に勤務していた際、感染症で隔離を行っていた人に、「私はずっと部屋にいていいの？」「食事もここでいいの？　いつもはホールで食べなきゃダメと言われていたのに怒られない？」と、何度も聞かれたことがあります。

　確かにその病棟では、できる限り部屋ではなくホールで過ごしてもらうように勧めていました。それが感染症になったとたん、逆のことを言われて混乱していたのです。

　この経験から、「部屋にいてください」という伝え方ではなく、「**心配せずに部屋でゆっくり休んでいていいですよ**」という伝え方に変えました。

　そして、感染対策をしっかりと行なったうえで、できる限り部屋を訪れてコミュニケーションをとるようにした結果、部屋で過ごせる時

間が長くなったケースもあります。安心して室内で過ごせるような関わりを意識するとよいと思います。

❷ 正しい感染対策の知識を身につける

感染症に対する知識が不足していると、何に気をつければよいのかわかりません。

たとえば、インフルエンザは飛沫感染と接触感染によって伝播します。手指消毒を行いマスクの着用ができれば、少しの間部屋の外に出たからといって、すぐに他者を感染させるわけではありません。

感染症は、「**感染経路**」「**病原体（感染源）**」「**宿主**」の3つがそろうことで感染が成立します。逆にいえば、このうちの1つでも欠けていれば感染は成立しません。

部屋に隔離することしか選択肢がないと、職員も疲弊してしまいます。隔離ができれば確実ではありますが、その方法が困難な場合は、**部屋から出たときの感染対策を同時に考えていくとよいと思います**。

介護施設での感染対策は、厚生労働省のホームページに詳しく掲載されています。

■感染の3つの要素

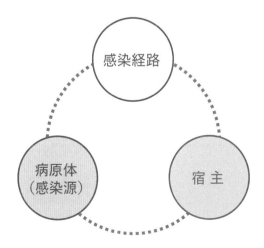

scene
3 誤嚥性肺炎のリスクが高い

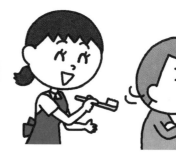

口腔ケアをしよう
とすると、嫌がっ
て顔をそむける

■ どのようなことが影響しているか

● 口腔内に痛みがある

私たちでも口内炎があるときに歯みがきをするのは苦痛です。同じ
ように、認知症の人が口腔ケア（こうくう）を嫌がる理由の1つに**口腔内の痛みが
あることが考えられます**。

痛みの原因は、「義歯が合わずに傷ができている」「歯周病がある」
「口腔内が乾燥して痛い」など、さまざまなことが考えられます。認知
症の人がうまく伝えられないために、周りが気づけないことが多いと
いわれています。

● 口を開けることに恐怖がある

無理に食事介助や服薬介助をされた経験があると、口を開けること
に抵抗を感じるようになる場合があります。

強引に何かをされ続けると、その人に対して不信感がつのります。
もし信頼していない人に無理やり口に何かを入れられそうになった

ら、命を守るために必死に口を開けないようにしたり、かみついたりするでしょう。認知症の人も、「口に変なものを入れられるかもしれない」と思って、必死に自分を守っているのかもしれません。

Bad!

✕ よくある対応の失敗例

● 無理やり口腔ケアを行う

　口腔ケアは、**誤嚥性肺炎を予防することや生活の質（QOL）の向上につながることが知られており、病院や介護施設でも口腔ケアが重要視**されています。そのため、口腔内が汚染されていることを知りながら、何もできないのはもどかしい気持ちになります。

　しかし、無理やり歯ブラシを口に入れるようなことをしてしまうと、そのあとはもっと口を開いてくれなくなります。また、職員が手をかまれるなどの事故につながる可能性もあります。

　口腔ケアは大切なケアですが、そこに本人の意思がある以上、無理にこちらのやりたいことを押しとおすことはできません。いくら身体が健康になってとしても、恐怖心や攻撃性を刺激するような方法はよいケアとはいえないでしょう。

● 一気にすべてをやろうとする

　いつもは口を開けてくれない人がたまに口を開けてくれると、一気に最初から最後まで完璧にやろうとしてしまうことはないでしょうか。

　しかし、いつもは口を開けてくれずに口腔ケアが不十分であると、口腔内に炎症があったり、粘膜が敏感になったりしていて、口腔ケアによって痛みを感じてしまう可能性があります。

　また、認知症の人は長時間同じことに注意を向けるのがむずかしい傾向にあります。口腔ケアに不快なイメージを残さないよう、反応を観察しながら、本人が協力できる範囲内で終わらせることも必要でし

ょう。

○ よい対応例

❶ 使用する物品を見せながら説明する

　基本的なことですが、これから口腔ケアを行うことを理解してもらうことが最初のステップです。いきなり「口を開けてください」と言われても、認知症の人は何をされるのかわからないことがあります。

　目の高さを合わせて歯ブラシを見せたり、歯をみがくジェスチャーをしながら説明し、「お口のなかをきれいにさせていただきたいのですがよろしいですか？」と、声をかけて同意を得ることが大切です。

　説明と同意は、「**インフォームドコンセント**」ともいわれます。インフォームドコンセントは、治療方針などを決めるときに使われる言葉ですが、日々のケアにこそ必要だと私は考えています。

■ インフォームドコンセント

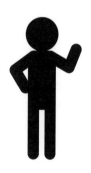

説明と同意
（インフォームドコンセント）
● 何を行うのか
● 何のために行うのか
● どんな方法で行うのか
● どのような協力をしてほしいのか　　など

> 日々のケアにおいて大切

❷ 歯科医師や歯科衛生士と連携を図る

　看護師や介護職だけで口腔ケアを行うよりも、専門職である**歯科医師や歯科衛生士と連携を図ると効果的**です。自分たちだけでは気づけなかった口のトラブルを発見してくれたり、個々の状況に合った口腔

ケアグッズを提案してくれたりと、アプローチの幅が広がります。

❸ 脱感作を用いる

　口腔ケアを拒否している人を対象にした研究で、「脱感作」という方法が有効であることが示されています*。

　脱感作は、**身体の中心より遠い部分から身体に触れ、徐々に中心である口腔へと近づいていくという方法**です。この脱感作で**緊張が軽減されたあとに口腔ケアを行うと、受け入れてもらいやすくなる**といわれています。

　口唇や口腔は敏感な部位であることを理解し、認知症の人が不快に感じない部位にやさしく触れながらコミュニケーションをとっていきましょう。

　遠回りですが、少しずつ口との距離を縮めていくことができれば、最終的に口腔ケアを行うことができるはずです。

■脱感作の例

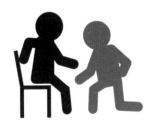

❶膝 ➡ ❷大腿部 ➡ ❸前腕 ➡ ❹上腕 ➡ ❺肩 ➡ ❻首 ➡ ❼ほお ➡ ❽口唇

口から遠い部位から触れる。
緊張がほぐれてから次の部位に移る

＊　田中法子他：口腔ケアに対して拒否のある要介護高齢者への脱感作の手法による効果の検討、老年歯科医学、2007、22（2）、pp.101-105

scene 4　薬をきちんと服用しない

> 服用しなければならない薬を飲み忘れてしまう

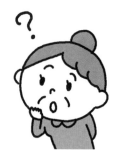

■ どのようなことが影響しているか

● 認知機能の低下

　認知症の人の服薬管理の問題は、比較的早期から見られるといわれています。決まった時間に決まった薬を服用するためには、「日付や時間がわかること」「服薬しなくてはならない薬があるのを覚えていること」「薬を保管している場所を覚えていること」など、さまざまな能力が必要です。

　記憶障害や見当識障害、判断力の低下がある認知症の人をケアするうえで、服薬に関する問題は必ず出てきます。

● 薬を服用する習慣が影響する

　認知症の人のなかには、服薬したことを忘れて何度も要求するタイプがいます。私の印象になりますが、このタイプの人には認知症になる前に健康に不安があったり、服薬の習慣があったりした人が多いように感じます。

逆に、認知症が早期のうちから薬を飲み忘れるタイプの人は、比較的健康で定期的な服薬の習慣がなかった人のように思います。また、昔から薬が嫌いだったタイプの人は、「自分は健康だから」と薬を嫌がって飲まない傾向にあると感じます。

Bad!

✕ よくある対応の失敗例

● 介護者がすべてを管理する

　認知症の進行にともなって、いつかは家族や専門職が全面的に服薬管理をすることになります。それまでの期間は、**できるだけ本人ができるようにサポートすることが望ましい**と考えます。

　薬の飲み忘れが目立つようになったからといって、すぐに本人から薬を取り上げてしまうようなことは、本人の残っている力や自尊心を低下させてしまう可能性があります。

　また、以前ショートステイの期間だけ施設管理にしたところ、自宅に戻った際に飲み忘れがさらに増えたというケースがありました。

　このように、基本は在宅で過ごしていて、たまにショートステイを利用する際の服薬管理も、できるだけ本人主体で行うようにサポートすることがよいでしょう。

● 不安にさせる言葉かけをする

　薬をしっかり服用してもらいたいという気持ちから、薬を飲まないことのデメリットを一生懸命伝えている場面を見ることがありますが、認知症の人を不安にさせることは好ましくありません。

　自分にできないことが増えているのを本人は認識して落ち込んでいることが多いので、さらに追いつめるような言葉かけは必要ありません。また、不安な気持ちから薬を飲みすぎてしまうようになると、別の問題が出てきてしまいます。

Good!

◯ よい対応例

❶ 医師や薬剤師など他の職種と連携をとる

　服薬は、看護師や介護職だけで対応するのは困難です。本人・家族・医師・薬剤師・ケアマネジャーなどが連携をとりながら、それぞれが役割を果たしていくことで、認知症の人が安全にできるだけ自分で管理できるように支援できます。

　たとえば、薬の種類が多くて混乱していることが考えられる場合は、**医師に相談し一包化_{いっぽうか}してもらうのがよいでしょう**（一包化には医師の指示が必要で、費用がかかります）。

　また、**薬の量や回数を減らすことができないか相談してみてください**。高齢者に対する多剤併用が問題視され、注目されてきている時代ですので、医師に相談すると一緒に考えてくれるケースも多いでしょう。

　また、以前関わった薬剤師は、「医師に質問するのはハードルが高いと思うときは、薬剤師を活用してほしい」と話していました。薬剤師から医師に相談してくれるケースもあります。

■ 医師や薬剤師に相談する

薬を減らすことはできないか？

服薬回数を減らすことはできないか？

一包化すれば自己管理できるのでは？

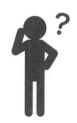

医師や薬剤師に相談してみる

❷ 服薬カレンダーや服薬ボックスを利用する

　日付や曜日がわかることが条件になりますが、服薬しなければならないことを理解していても、飲み忘れてしまう場合は、**服薬カレンダーや服薬ボックスが有効**です。

　在宅で1人暮らしをしている認知症の人の場合では、一包化にしてもらい服薬カレンダーを使用したことで、服薬管理が安定する人が多くいました。また、1日1回1袋の場合は、テープで直接カレンダーに貼ってもよいでしょう。

　ただ、この方法は本人が服薬に関わっていこうとする積極的な姿勢（**服薬アドヒアランス**）があって成り立つものです。日付や曜日がわかっていても本人が薬の必要性を感じていない場合、うまくいかないことがあります。

　そして、認知症は必ず進行していく病気ですので、ゆくゆくは日付や曜日が不明確になり、服薬カレンダーが使いこなせなくなる時期がきます。そのことも視野に入れながら観察していけると、状態が変化したときに介護サービスを変更するなど早めの対応がとれます。

scene 5 糖尿病があるが、食事制限を守れない

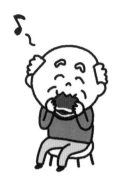
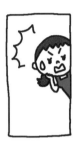

糖尿病で食事制限があるが、隠れて間食をしている

■どのようなことが影響しているか

●認知機能の低下によってコントロールが不良になる

　糖尿病は、自己管理能力が予後に大きく影響するといわれている病気です。糖尿病をもつ人は認知症になりやすいことがデータでわかってきており、今後糖尿病と認知症を併発している人はさらに増えることが予測されます。

　認知症になる前は自己管理ができていた人でも、認知症を発症して進行するにつれ、病気の認識が低下し、きちんと服薬ができなかったり、時間感覚があいまいになり、インスリン注射を時間どおりに打てなくなったりします。

　また、食事のカロリー計算ができなくなったり、食事制限の意識はあっても、食事をしたことを忘れて食事の回数が多くなったりしてしまう可能性もあります。

Bad!

✕ よくある対応の失敗例

　食べたいものをがまんさせるのはつらいことですが、糖尿病が進行すると合併症を引き起こし、合併症が起こると本人はさらにつらい状況になります。

　たとえば、糖尿病腎症になると人工透析が必要になり、より厳しい食事制限や水分制限が必要になります。糖尿病性網膜症になり視力が低下すると、1人で歩くことができなくなる可能性があります。

　糖尿病がこわいのは、**自覚症状がほとんどないままに進んでいくこと**です。表面的には変わりがないし、かわいそうだからといって食事制限を軽く見ていると、合併症のリスクを高めてしまいます。

　厳しく食事制限することを勧めているわけではありませんが、糖尿病は表面からではわかりにくい症状が多いことを知っていく必要があります。

■糖尿病の3大合併症

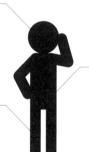

糖尿病性網膜症
網膜の血管が障害され
視力低下、失明をきたす

糖尿病性腎症
腎臓の機能が低下する
人工透析が必要に
なることもある

糖尿病性神経障害
手足のしびれ、痛み
こむら返りなど

○ よい対応例

❶ 医師や栄養士と連携を図る

糖尿病には、食事制限以外に薬物療法や運動療法などがあります。また、高齢者の糖尿病の治療にもさまざまな考え方があります。

食事制限を守れず対応に苦慮している場合は、**自分たちの職種だけで解決しようとせずに医師や栄養士に相談すると、ちがう方向からのアプローチを提案してくれる場合があります。**

「間食をさせないこと」を目標にすると、「間食をさせないためにどうするか」という問題しか見えなくなります。

しかし本来の目標は、「できるだけ本人の楽しみを制限することなく血糖コントロールを安定させ、合併症を予防する」ことです。運動量を少し増やせば、「間食してもよい」と判断してもらえるかもしれません。

また、**歯周病を改善すると血糖コントロールも改善されることがわかっていますので、歯科との連携も重要**となります。

介護職だけで悩まず、他の職種と連携を図ることで、アイデアがたくさん出てきます。

❷ 家族に協力を依頼する

施設に入所している場合は、家族が間食をもち込んでいることが考えられます。家族が糖尿病について理解できていないようであれば、家族に説明をして協力してもらうとよいでしょう。

ただ、家族も糖尿病があることをわかっていながら、本人がかわいそうだからともち込んでいるケースがあります。その場合、家族の気持ちをくみつつ、血糖コントロールを良好に保って合併症を予防することが、長期的な視野で見ると本人・家族のためになることを理解してもらいましょう。

訪問介護で、利用者が家族と同居している場合も同様です。

❸ 利用者の状況に合わせて少量の間食も検討する

　血糖コントロールのためとはいえ、みんながおやつを食べていると
きやイベントの際にさびしそうにしている姿を見ると、こちらも切な
くなります。

　血糖コントロールの状態にもよりますが、高齢者の場合は少量の間
食を許可してくれる医師もいます。ライフステージやその人の状況に
よって、「血糖コントロールを優先するのか」「生活の楽しみを優先す
るのか」が変わってきます。

　どの程度なら食べさせてもよいかを医師に確認しながら、間食とい
う楽しみを提供できるとよいでしょう。

　ただ、「**シックデイ**」と呼ばれる急激に血糖値が変動する場合があり
ます。シックデイとは、**発熱・下痢・嘔吐など体調がわるくなった際
に、生体反応によって血糖コントロールが乱れること**です。糖尿病で
は、シックデイの対策が重要になります。

　糖尿病のメカニズムは複雑ですが、高齢者に多い病気のため、知識
を身につけておくと役に立ちます。

3-3 　行動・心理症状（BPSD）でのつまずく場面

scene ① 暴力をふるう

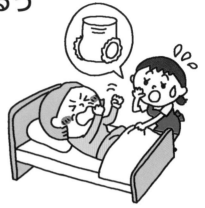

オムツ交換をしようとすると、職員をたたこうとする

■ どのようなことが影響しているか

● 体調がわるい

2-3でも行動・心理症状（BPSD）の要因に体調不良があることをお伝えしたように、**暴力の背景には何らかの身体の不調がある**と考えられます。

認知症治療病棟では暴力が原因で入院する人が多かったですが、入院したことで食事や水分摂取、服薬が整い、身体面が安定しただけで、特別な介入をしなくても精神症状が落ち着いた人もいました。

暴力のようなインパクトの強い行動症状が出ると、どうしても精神面に注目してしまいがちです。このようなときこそ、身体面に問題が発生していないかよく観察することが必要です。

● 感情を抑制できない

感情の抑制は、脳の前頭葉（ぜんとうよう）という部位が担っていると考えられています。認知症が進行し、前頭葉の機能が低下したり、前頭側頭型認知

症のように前頭葉の障害があったりする場合は、怒りの感情を抑えることができず、暴力的になることがあります。

Bad!

✗ よくある対応の失敗例

● 「暴力はダメです」と言葉で説明する

　暴力は、認知症の初期から出る人はあまりおらず、中期以降になってから見られやすい症状です。中期以降では認知機能障害が進み、状況の理解や言語的コミュニケーションの低下などが顕著になっていきます。

　認知症の人は、認知症を発症するまで普通に社会生活を送ってきています。暴力がよくないことは、本人もわかっています。それでも、暴力でしか表現方法がない状況に追い込まれているということです。

　したがって、「暴力はよくありません」「オムツを取り替えないと汚いですよ」と正論を言っても、よけいに怒りを助長させてしまうことがあります。

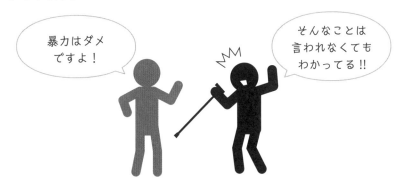

暴力はダメ
ですよ！

そんなことは
言われなくても
わかってる!!

● 認知症の人の怒りに過度に反応してしまう

　他者から怒りをぶつけられ、暴力をふるわれてまったく感情が動かない人はいないでしょう。怒りや悲しみの感情が湧き上がることはしかたのないことですが、認知症の人の怒りに反応して、自分も興奮してしまうと、状況を俯瞰して見られなくなってしまいます。

Good!

⭕ よい対応例

❶ 距離をとる

　暴力への対応で大切なことは、暴力を成立させないことだと考えています。加害者、被害者をつくらないということです。そのため、**認知症の人が興奮しているときは、物理的に距離をとることが大切**です。

　暴力を制止しようと近づいたために、認知症の人や職員がケガをしてしまうケースがあります。事業所としても事故として扱わなければならないですし、心身ともにお互いが傷つくだけです。

　距離をとるのは興奮している人を放っておくようで罪悪感を感じるかもしれませんが、近づくことが状況をわるくする場面もあることを知っておくとよいでしょう。職員が自分の身を守ることが、結果として認知症の人を守ることにつながります。

　怒りは長時間続きません。怒りがある程度収まったら、静かに言葉かけをしたり温かい飲み物を提供したりして、少しずつ距離を縮めていきましょう。

❷ 説明をして同意を得てから行う

　冒頭の例に挙げたオムツ交換の場面のように、私も何度か暴力を受けたことがあります。私の場合は、きちんと説明と同意をとらずに進めていたことが原因です。

　「オムツ交換をしますね」と言っただけで、説明をしたつもりになっていたのです。恥ずかしい話ですが、返事も聞かずに布団をはぎ、ズボンを脱がそうとしていました。

　状況を理解していない認知症の人が驚いて、自分の身を守ろうとした行動を、勝手に「暴力」と解釈していたのです。認知症の人がわかる言葉で目を見て話し、了解してくれてからケアを行うことを丁寧にしてみてください。

120

■ きちんと説明をして同意をとる

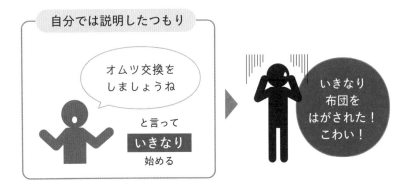

❸ 職員のフォローを忘れずに

　認知症への理解があっても、認知症の人から暴力を受ければ誰でもショックを受けます。これは、新人であってもベテランであっても同じです。

　専門職としての責任感から、暴力を受けたことによる悲しみ・怒り・恥ずかしさなどを表に出さずに、感情を押さえ込んでしまう職員もいます。しかし、その感情をそのままにしてしまうと、認知症の人への関わりが消極的になってしまったり、認知症の人にきつく当たってしまったりすることもあります。

　仕事のモチベーションにも影響しますので、人材を管理している立場の人は、職員が暴力を受けたときは軽く流したり責めたりせず、ゆっくりと話を聞き、今後の対応について一緒に考えてあげてください。

　個人の問題として片づけるのではなく、事業所全体で当事者をフォローすることが大切です。

行動・心理症状（BPSD）でのつまずく場面

scene
② 家に帰りたいと怒る

> デイサービス利用中、「帰る」と怒って外に出ようとする

家に帰る

■ どのようなことが影響しているか

● 居心地がよくない

今までのケースと同様に、前提として見当識障害や判断力の低下によって、自分の置かれている状況が不明確なことが挙げられます。

それに加え、慣れない環境に置かれているストレスや、知らない人に囲まれている不安など、「家に帰りたい」という気持ちの背景にはさまざまな要因があります。

ただ、このような背景があっても、安心できる感覚があり、居心地がよいと感じることができれば、怒って帰ろうとはしないはずです。やりたくないことをやられて嫌な思いをしたり、他の利用者に不快な言葉を言われたりするなど、不安や不快が限界を超えたときに「もう帰る！」となると感じています。

● 疲れている

家に帰りたい理由を聞くと、「疲れたから帰りたい」と話す人がいま

す。疲れることはさせていないと思うかもしれませんが、座っている
だけでも体力を使います。また、認知症の人にとっては慣れないレク
リエーションなども緊張して疲れます。本当に「疲れたから家に帰っ
てゆっくり休みたい」と思っている可能性があります。

Bad!
✕ よくある対応の失敗例

● ごまかす

「家に帰りたい」と言われたときにどのような言葉を返せばよいの
か迷います。帰らせてあげられるなら帰らせてあげたいけれど、そう
はいきません。

私は「どうして帰れないの？」などと言われるのが嫌で、「上司に聞
いてみる」などとごまかしてしまったことがあります。

しかしその対応によって、認知症の人をさらに怒らせてしまいまし
た。帰らせてあげることができないからといって、帰りたいという気
持ちを無視したり、その気持ちを忘れさせようとしたりするのはケア
ではないと学びました。

送迎の時間まで帰れないことを伝えても、多くの場合は納得しても
らえませんが、それが事実であれば、うそをつくよりも事実を伝えた
ほうが誠実な姿勢が伝わると思います。

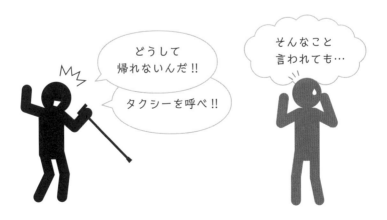

○ よい対応例

❶ 帰りたい気持ちはそのままでもいい

　私たちも仕事が終わったら家に帰りたいと思うのと同じで、自分の家に帰りたいという気持ちはごく自然なことです。

　その気持ちを忘れさせようとごまかしたり、無理にちがう話題に切り替えようとしても、認知症の人の帰りたい気持ちを消すことはとても困難です。

　したがって、帰りたい気持ちを忘れさせようとするのではなく、「帰りたい気持ちはあるけれど、しかたがないから送迎までがまんする」くらいの気持ちになってもらうことを目標にしたほうが現実的です。

❷ 帰りたい理由を聞く

　帰りたい気持ちを抑え込もうとするのではなく、気持ちを吐き出してもらうほうがよいです。

　帰りたいと言われたら、「どこに帰りたいですか？」「何か心配なことがあるのですか？」「家に帰って何をするのですか？」などと質問してみてください。

　「カギをかけてきたか心配で」「今朝、飼っている犬の元気がなかったから」など、認知症の人なりの理由があります。その理由を聞くことで、話を聞いてもらえたという感情が認知症の人になかに残ります。

　また、不安を解消できることもあります。たとえば「カギをかけてきたか心配」というケースでは、近くに住む家族に確認をしてもらったことで、帰りたい気持ちが軽減したこともあります。疲労がある場合は、休息が取れるように調整するとよいでしょう。

　「家に帰りたい」という気持ちを抑え込もうとしていた人には、正面から向き合ってみるのも１つの方法です。

❸ 環境に慣れてもらう

　デイサービスを利用して間もない期間は、送迎を待ちきれず家に帰りたがることが多くても、ある程度環境に慣れると落ち着いていきます。

　私が勤務していた認知症治療病棟では、本人が入院に納得していないままに閉鎖病棟に入ることがほとんどでしたので、入院当初は「家に帰らせてほしい」と眠らずに、一晩中ドアの前で立っている人も少なくなりませんでした。しかしそのような症状が強い人でも、1〜2週間程度経過すると、落ち着くことが多かったです。

　職員の顔を覚えたり、周りの認知症の人と仲よくなったりすると、自分の居場所だと感じられるようになるようです。先述したように、認知症ケアでは顔なじみの関係になることが本当に大切なのでしょう。

　認知症の程度やその人の性格によって、顔なじみの関係になるまでの期間はさまざまです。利用者が家に帰りたいと思うことをわるいことだととらえずに、デイサービスで提供できることを誠実に行い、環境に慣れてもらうことを大切にしましょう。

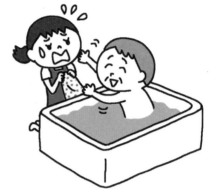

scene 3 セクシャルハラスメントをする

入浴介助の際に、女性職員の体を触ろうとする

■ どのようなことが影響しているか

　暴力の要因と同様に、セクシャルハラスメント（以下、セクハラ）は、**脳の機能低下により行動を抑制するのが困難になること**が原因の1つに挙げられます。

　厚生労働省（三菱総合研究所）の「介護現場におけるハラスメント対策マニュアル」では、セクハラを「意に添わない性的誘いかけ、好意的態度の要求等、性的ないやがらせ行為」と定義していますが、利用者にセクハラをしているという認識がなかったり、相手が嫌がっていることに気づいていなかったりする場合もあります。

　そのほか、相手が嫌がっているのをわかっていても、さびしさなどの感情をがまんできずに起こす場合もあります。

✕ よくある対応の失敗例

●がまんする

　認知症の人によるセクハラの場合は、疾患による影響のため、本人の意思では抑えることができないケースがあります。そのことをわかっているので、「私ががまんすればいい」とあきらめてしまいがちです。

　また、訪問介護では、サービス中にポルノビデオを流されるという例もありますが、これがセクハラ行為に当たるかわからず、自分も恥ずかしい思いをしたために報告をせず、本人だけががまんしていることがあります。

　利用者に認知症による影響があることを理解することは大切ですが、「認知症だから私ががまんするしかない」と、自分の感情を抑え込む必要はありません。

●受け流す

　介護現場では、「軽く受け流すのがプロの介護職」という風潮が残っているように思います。

　確かに、現場では上手にかわしている職員もいますが、うまくかわせているから嫌な思いをしていないとは限りません。その瞬間はよくても、その嫌な気持ちが積み重なってケアが不十分になったりする職員もいるでしょう。

　受け流すことのデメリットは、一度受け流してしまうと、**利用者はこの行為は認められると勘ちがいしてしまうこと**です。また、上手に受け流せる職員ばかりではないため、事業所内での対応がバラついてしまうと利用者が混乱します。上手に対応できる人ばかりが狙われたり、その逆もあります。

◯ よい対応例

❶ 同性の職員が対応する

　女性から男性職員へのセクハラがないわけではありませんが、介護現場では男性の利用者から女性職員への行為が大多数を占めます。

　入浴介助や排泄介助（オムツ交換）の場面ではリスクが大きくなりますので、可能な限り同性の職員が介助するように調整できるとよいでしょう。

　セクハラ行為のある男性利用者を介助するときに、男性職員が一緒にいてくれると女性職員は心強いものです。

❷ 冷静によくない行為であることを伝える

　がまんする必要はないと伝えましたが、「やめてください！」とヒステリックに怒ったり、強く払いのけたりすると、認知症の人がショックを受けたり怒ってしまうことがあります。

　冷静に「その行為はよくない行為である」とはっきり伝えることが推奨されています。相手を責めるようで言いにくいときは、「あなたがダメですよ」という表現ではなく、「私は傷ついています」と自分の気持ちを伝えてもよいと考えます。

　病気の影響がありますので、行為がおさまるとはいえません。しかし、その場その場で自分の思いを伝えると、ストレスがたまりにくくなります。

❸ 職員のフォローを行う

　セクハラへの対策は、事業所全体で取り組む必要があります。現在、管理者などの地位の人は、今よりも意識が低い時代に教育を受けてきたと思います。

　しかし、今では利用者からのハラスメントを受けた職員へのフォローが重要視されており、昔と同じような考えでいると、職員はどんど

ん離れていきます。

　介護現場の人事を見ると、現場の職員は女性が多いのに比べ、施設長や管理者、生活相談員は男性が多い傾向にあります。そのため、女性職員は相談しにくく、あきらめてしまうケースもあります。

　「体を触られる」「ひわいな言葉をかける」というのはもちろんのこと、「子供はつくらないの？」などの言葉にも傷ついている女性職員がいることを知っておいてください。

　利用者を大切にするのは当然ですが、職員が安心して長く働ける環境をつくることが大切です。被害を受けた職員が1人で抱え込まないよう、相談しやすい環境が整っているか確認してみてください。

　なお、介護現場は他の業界と比較してハラスメントに対する意識が低いといわれています。厚生労働省（三菱総合研究所）から、ハラスメントに対する対策やマニュアルが出ており、下記からダウンロードできます。

・介護現場におけるハラスメントに関する調査研究報告書
　https://www.mhlw.go.jp/content/12305000/000532738.pdf
・管理者向け研修のための手引き
　https://www.mhlw.go.jp/content/12305000/000629788.pdf

行動・心理症状（BPSD）でのつまずく場面

scene 4 家族への被害妄想がある

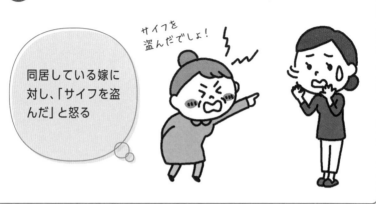

同居している嫁に対し、「サイフを盗んだ」と怒る

サイフを盗んだでしょ！

■ どのようなことが影響しているか

● アルツハイマー型認知症では、初期に多い

「**被害妄想**」は、認知症の人に見られやすい症状の1つです。**アルツハイマー型認知症では初期に多く見られ、家族など身近な人が被害妄想の対象となることが多く、「物盗られ妄想」の頻度が高いです。**

　記憶のあいまいさから自分がサイフを置いた場所がわからなくなり、誰かのせいにすることで自分を守ろうとしているといわれています。

　また、認知症になる前の性格も影響します。私が関わったケースでは、「お金を盗まれた」という妄想が強い人は、もともとお金に対する不安や執着が強い人が多い印象でした。

● レビー小体型認知症では、幻視が原因となる

　「**幻視**」については次項で詳しくお伝えしますが、レビー小体型認知症でも被害妄想の頻度が高いことがわかっています。アルツハイマー

型認知症とちがい、**幻視が原因となるケースが多いのが特徴**です。

　女性の幻視があり、「主人が浮気をして女性を連れ込んでいる」と訴えた人がいました。また、「家のなかにネズミがたくさんいて、家が壊される」という内容もありました。

Bad!

✕ よくある対応の失敗例

● 否定・訂正する

　病気だと理解していても、どろぼう扱いされて平常心でいることはむずかしいでしょう。妄想は、事実ではないことを事実だと思い込んでいる状態ですので、つい事実ではないと訂正したくなります。

　私も被害妄想の対象になったことがあり、他の職員の前で強く「この人が盗んだ」と言われた経験があるので、否定したくなる気持ちはよくわかります。

　しかし、認知症の人にとっては事実だと確信している状態のため、否定しても信じてもらうことはできません。それどころか、妄想が強固になってしまうこともあります。

● 持ち物に触れる

　そのため物盗られ妄想では、本人と一緒に探すのがよいとされています。他の人が見つけると、「最初からもってたんじゃないの？」と言われてしまうことがあります。

　私の印象ですが、物盗られ妄想がある人は他者を疑う気持ちが強くなっているため、自分の持ち物に触れられるのを嫌がる傾向があるように思います。

　したがって、物盗られ妄想が強い時期は、サイフはもちろんのこと、できる限り本人の私物に触れないようにします。どうしても触らなければならないときは、「この荷物に触ってもいいですか？」と確認するように注意しましょう。

◯ よい対応例

❶ 否定も肯定もしない

　被害妄想には否定しないほうがよいと伝えましたが、肯定する必要もないと考えています。認知症ケアでは共感が大切ですが、本人の気持ちに共感することと、妄想を肯定することは別です。

　「サイフを盗まれた」という被害妄想がある場合、「サイフを盗まれた」という内容は事実ではありません。しかし、「サイフを盗まれたと思っている」「サイフを盗まれて不安になっている」という本人の気持ちは事実です。

　共感するのは「サイフを盗まれた」という内容ではなく、「サイフを盗まれて不安になっている」という本人の気持ちのほうです。妄想の内容を肯定し続けてしまうと、被害妄想の内容がどんどん本人にとってゆるぎないものになってしまう可能性があります。

■ 不安になっている事実に共感する

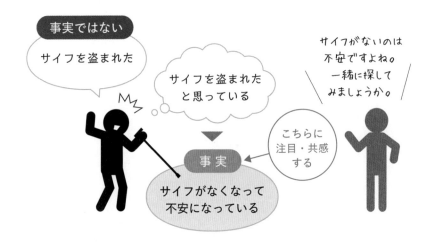

❷ 被害妄想の対象となっている家族のフォローを行う

　行動・心理症状（BPSD）のなかでも、被害妄想は対応がむずかしいといわれています。暴力のように一時的に強い症状が出るケースとちがい、同じ訴えが長期間にわたって続きます。

　熱心に介護をしている家族が被害妄想の対象となるケースが多いので、家族のフォローは必須です。

　私の知り合いに、同居している認知症のお 姑 さんに被害妄想の症状が出た人がいました。お姑さんがご近所で自分の悪口を言っていて、周りが本気にしたため、その時期は本当につらかったと話していました。

　一度本人のなかで妄想が強固になってしまうと、いろいろな介入をしても妄想は長期間続くと思ったほうが現実的です。

　被害妄想をなくすことを目指すのではなく、興味のあることに意識を向けるように工夫するなど、**1日のなかで少しでも被害妄想を訴える頻度や時間を減らせるような対応を目指していくと、本人もご家族もラクになる**のではないかと思います。

❸ 職員やケアマネジャーが対象になった際は距離をとる

　家族だけでなく、訪問介護員やケアマネジャーなどの専門職が被害妄想の対象となる場合もあります。

　特に、訪問介護員は利用者の生活環境でケアを行うため、本人の私物に触る機会が多く関係も深くなりやすいので、何らかのきっかけで被害妄想の対象となることがあります。

　専門職の態度などが関係することも多少ありますが、多くは問題ありません。熱心にケアをした結果であることが多いので、その訪問介護員やケアマネジャーを責める必要はないのです。

　その場合は、関係を修復しようとしてもこじれてしまうケースが多いので、担当を変えることも検討するとよいでしょう。

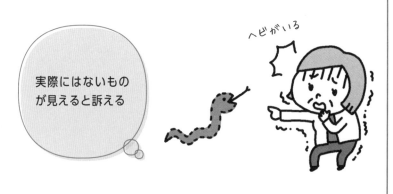

3-3 行動・心理症状（BPSD）でのつまずく場面

scene 5 幻視を訴える

■ どのようなことが影響しているか

　認知症で幻視を訴える場合の多くはレビー小体型認知症で、その約80%の人に見られる症状とのことです。

　レビー小体型認知症では視覚を担う後頭葉が、他の認知症と比較すると早期から障害されることが要因の1つとされています。幻視のほかに、ものを見間違える「錯視」も、レビー小体型認知症では多く見られる症状です。

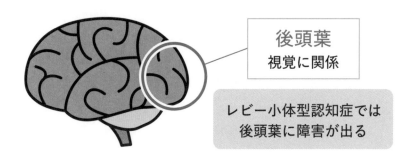

後頭葉
視覚に関係

レビー小体型認知症では
後頭葉に障害が出る

■ レビー小体型認知症の幻視の例

- 家にたくさん虫がいる
- ねずみが家を傷つけている
- 知らない女性が家にいる
- 死んだ友人が遊びにきている
- 床が水びたしになっている

Bad!

✖ よくある対応の失敗例

● 一方的に否定する

あとで説明しますが、レビー小体型認知症の幻視は否定しても大丈夫なケースがあります。

しかし、一方的に間違いを指摘するような対応は混乱させてしまいます。まずは、「どのあたりに何が見えているのか」「それが見えることでどのように感じているのか」を聞いてみましょう。

ただ、何度も見えているものを詳しく聞くと興奮してしまうこともあるので、感情に注意しながら聞いていきましょう。

● 家族の味方をする

「人の幻視」から被害妄想に発展するケースがあります。たとえば、女性の幻視が見えることから、夫が浮気をしていると思い込むケースです。「**嫉妬妄想**」とも呼ばれています。

熱心に介護をしている夫をかばい、「こんなに熱心に○○さんの介護をしているのに、浮気をしているなんて疑ったらご主人がかわいそうですよ」などと、本人に言いたくなるかもしれません。

しかし、このように言ってしまうと、本人は自分が否定されたと受け取ってしまい、自分の味方ではないと認識されてしまうおそれがあります。家族へのフォローは、本人がいない場所で行いましょう。

また嫉妬妄想の場合は、過去の夫婦間のトラブルが影響するともい

われていますので、言葉の選び方に注意が必要といえます。

○ よい対応例

❶ 見えている状態を受け入れる

　まずは、本人の見えている状態を否定せずに受け止めましょう。そのうえで、「そのようなものが見えるのですね。でも、私には見えないですよ」と、事実を伝えてみるのもよいと思います。

　事実を伝えたからといって幻視が消失するわけではありませんが、実際にはいないとわかれば安心してもらえる場合もあります。

　私が経験した例では、「ベッド柵にヘビがいる」という訴えがあり、「こわい」という感情に共感したあと、「私には見えないですよ」と伝えました。その人は、「じゃあヘビはここにはいないのね。見えるのは嫌だけど、本当はいないのなら安心だわ」と安心してくれました。

　また、レビー小体型認知症の初期では、認知機能が比較的保たれる傾向にあるので、医師にこの病気の特徴であることを説明してもらい、納得して受け入れた人もいます。

■ レビー小体型認知症の幻視の特徴

- 小動物、虫、人物などか一般的
- 多くの場合、動きをともなう
- 色彩がはっきりしていることが多い
- きっかけがなく突然現われ、数分から数十分続くことが一般的
- 具体的かつ詳細に語る
- 頻度は高くないが、静物や景色などが現れることがある

※小阪憲司：第ニの認知症 増えるレビー小体型認知症の今、紀伊國屋書店、2012、p.68を参考に作成

❷ ものが視界に入らないように配慮する

ものを見間違える「錯視」では、壁の模様や電気のコード、部屋のかげになっている部分、床にあるゴミ、天井の汚れなどがちがうものに見える場合がよくあります。ティッシュケースが猫に見えた人もいましたし、壁の汚れが人の顔に見えた人もいました。

私たちにとっては気にならないようなものでも、視覚認知に障害がある人には、思いがけないようなものに見えて恐怖を感じることがあるようですので、配慮するとよいでしょう。

ティッシュケースのように動かせるものであれば、「猫は外に出てもらいますね」と言って動かすと落ち着く場合もありますし、壁のように動かせない場合は、ちがう場所に移動してもらうと落ち着くこともあります。

❸ 幻視の生活への影響に注意する

「食事に虫が入っている」と言って、食事がとれなくなる人がいます。いくら「大丈夫ですよ」と伝えても、本人には鮮明に見えているので食べてもらえません。同じように、服薬ができなくなった人もいました。

このように健康に影響を与えるようになると、あせってしまいがちですが、レビー小体型認知症は症状の変動がある疾患ですので、調子がいいときは普通に食事や服薬ができることもあります。

この場合は、医師と相談しながら、時間にこだわらず食べられそうなときに食事を提供するのも1つの方法です。

また、幻視を払いのけようとして動き回り、転倒やベッドから転落するリスクもありますので、廊下の模様や照明、ベッドの位置、錯覚を起こしやすいものをなくすなどの環境の調整が事故予防につながります。

本人の希望と 家族の希望がちがう

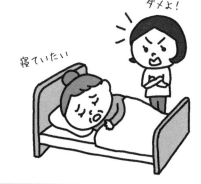

> 本人はリハビリを 拒否しているが、 家族はリハビリを 希望

■ どのようなことが影響しているか

　利用者家族は、認知症の人に代わって意思決定をし、行動させることが本人のためでもあり、家族の責任だと考えていることが多いようです。

　冒頭の例に挙げたリハビリテーション（以下、「リハビリ」）の場面では、「いつまでも元気でいてほしい。それが本人のためになる」という家族の気持ちがあります。

　また、ADL（日常生活動作）の低下により、身体介護の負担は大きくなります。「老老介護」と呼ばれる介護者が高齢の場合、介護者自身も体力の低下などの身体的なおとろえがあります。在宅介護をしている場合は、ADLの低下は在宅生活を大きく左右します。

　自分たちの身体面や今の生活を守るために、「本人が嫌がっても何とかやってほしい」という気持ちがあると考えられます。

✕ よくある対応の失敗例

● 本人の気持ちを無視してリハビリをさせる

　このようなシーンでやりがちなのが、本人の希望よりも家族の希望を優先して行うことです。第4章で詳しく説明しますが、家族からの苦情やクレームを避けるために、本人の意思よりも家族の意思が優先されるケースは少なくありません。

　現場では、家族の不満は「苦情・クレーム」、本人の不満は「認知症の症状」ととらえられる傾向があります。「認知症だから」という先入観で、認知症の人の意向を軽視していると、信頼関係が崩れていってしまいます。

●「家族がやってほしいと言っています」と伝える

　「娘さんが、リハビリをやってほしいと言っていましたよ」「奥さんが、歩けなくならないように運動してほしいと言っていましたよ」と、家族が希望していることを伝えれば行ってくれるのではないかと思うこともあるでしょう。

　しかし多くの場合、すでに家族から本人に直接リハビリをするようにいわれています。家族の希望をわかっていて拒否をしているので、改めて家族の意向を伝えたところで行ってくれることはほぼありません。

　場合によっては、このような対応が家族関係を悪化させる可能性もあります。私自身、「娘が看護師さんにそんなこと言っていたの？」と、怒らせてしまったこともあります。

○ よい対応例

❶ 具体的な希望を聞く

　「リハビリをさせてほしい」という希望だけだと、解決方法はリハビ

リをさせる以外にありません。しかし家族が求めるのは、リハビリという行動ではなく、リハビリによって得られるメリットや、解決される不安のはずです。

　たとえば、「自分の力で歩き続けられなくなったら、介護の負担が重くなって仕事を辞めなくてはならなくなる」という不安であれば、「介護者の負担を軽くするために、ほかのサービスを導入できないか」「介護者の時間を減らさないために、ほかにできることはないか」など、異なる視点から解決策を探ることができます。

　家族の希望を具体的に聞き取りすることによって、家族と本人の希望が一致する方法での解決策をみつけられるかもしれません。

■ 家族の希望の例

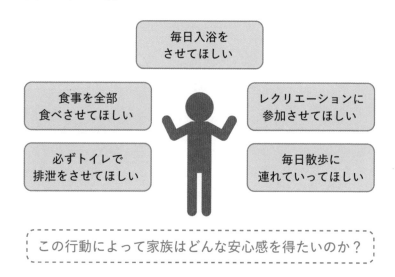

❷ 本人がやりたいと思わない理由を専門的に分析する

　冒頭で書いたように、「本人が嫌がってもやらせてほしい」という家族は、それが本人のためになると信じています。一方で、それ以外の方法がわからないという場合もあります。

本人がやらないのには理由があるはずです。認知機能症状によるものかもしれませんし、身体面での問題かもしれませんし、職員との信頼関係かもしれません。

　本人がリハビリをやりたがらない理由を、認知症以外の視点で専門的に分析してみましょう。考えられる要因を家族にも伝えることができれば、家族の視点を広げたり、選択肢を増やすことにもつながるかもしれません。

❸ アプローチの方法を家族と一緒に考える

　本人が嫌がっていることを強引に行うことは、長いスパンで考えてもデメリットがあります。

　したがって、「どれくらいなら本人ががんばれるか」「どのアプローチなら本人が不快を感じずにやってくれるか」など、現在の状態に合わせた目標や方法を家族と専門職が一緒に考えるとよいと思います。可能であれば、本人にも確認がとれるとベストです。

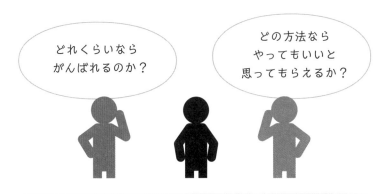

家族と一緒に考え、可能であれば本人にも確認をとる

scene 2 事業所のルールに非協力的

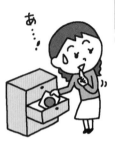

家族が禁止されている食べ物や持ち物を差し入れる

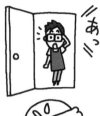

■ どのようなことが影響しているか

家族の面会後、部屋の引き出しなどから施設内への持ち込みが禁止されている食べ物や持ち物を発見すると、施設職員としては困惑するでしょう。

家族と話をすると、「家にいたときはいつも食べていたから、かわいそうで」という気持ちがあるようです。施設に入所させてしまった罪悪感から、このような行動をしていることが考えられます。また、本人が強く要求している場合もあります。

もともとの親子の力関係なども影響します。このような場合は家族も悩んでいることが多いので、家族のフォローも必要です。

Bad!

✕ よくある対応の失敗例

● 本人に無断でとり上げる

本人にみつかると怒るため、本人が見ていないときに部屋からこっ

そり家族がもってきたものを回収し、後日家族に返却するということをしている施設もあるでしょう。

しかし、このような対応をすると、よけいにその食べ物や持ち物に執着してしまいます。

そして、認知機能が低下していても勝手にもっていかれたことに気づきます。もちろん認知症の人は怒りますし、そのときの対応がわるければ信頼関係も崩れます。最悪の場合は被害妄想につながり、何年も引きずるケースもあります。

とり上げるという対応は簡単ですが、長期的に考えるとリスクが高い方法です。

■ 本人に無断でとり上げない

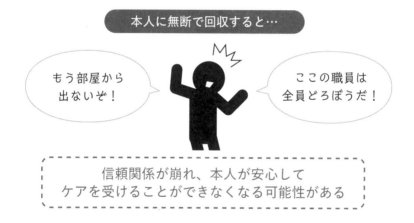

本人に無断で回収すると…

もう部屋から出ないぞ！

ここの職員は全員どろぼうだ！

信頼関係が崩れ、本人が安心して
ケアを受けることができなくなる可能性がある

Good!

○ よい対応例

❶ なぜ持ち込みが禁止されているのか丁寧に対応する

事業所のルールに非協力的な場面の例には、ほかにも「面会時間を守らない」「ほかの利用者に食べ物を与える」などがあります。

このようなとき、ただ単に「施設で禁止ですので」と伝えても、な

かなか改善しないことが多いです。

こうしたケースでは、禁止されているものをもち込むことが、**本人（またはほかの利用者）にどのような不利益が起こる可能性があるのかを具体的に説明することが大切**です。

たとえば、糖尿病や高血圧で食事制限があるのにお菓子などをもち込んで食べさせているケースがよくあります。

糖尿病や高血圧のように、自覚症状が出ずに進行していく病気は家族も気づきにくく、「これくらいは大丈夫だろう」と思っていることもあります。

このような場合は、「糖尿病なので」だけでなく、**糖尿病が進行するとどのようなことが起こり、本人や家族にどのような不利益が出るのかを説明することも必要**だと考えます。

■ どのような不利益が起こるか具体的に伝える

糖尿病が進行すると…

 神経障害が出て足がしびれたり、最悪の場合、切断しなければいけなくなることもあります。歩行に負担がかかるようになり、つらくなると思います

 視力が低下してきて、身の回りのことをご自身ですることがむずかしくなってしまうかもしれません

 腎臓がわるくなって透析が必要になったら、今まで以上に食事や水分に制限がかかり、苦しくなります

> この状態を放置することで起こり得る
> 利用者への不利益を具体的に伝える

❷ 家族の罪悪感を理解し、フォローする

本人が家族に強く要求し、家族が断れずにもってきてしまう場合、

ルール違反をしているのはわかっているので負い目を感じています。

　このような場合は、家族を注意すると追いつめてしまう可能性があるため、まずは家族の葛藤を理解して認めることが大切です。家族の面会時に、本人と信頼関係が構築できている職員が立ち会い、本人に説明してみるのも1つの方法です。

　家族の面会は、家族関係や施設側にとっても大切なことです。家族ができるだけ、気持ちが軽い状態で面会を継続できるようにサポートすることも役割の1つだと考えます。

❸ 本人の欠乏感を理解する

　家族への働きかけだけでなく、本人が要求する理由を考えてみる方法もあります。

　たとえば、食べ物のもち込みを要求する場合でも、私の経験では単純に「食事が足りない」「甘いものが好き」「お菓子があると安心する」など、さまざまな原因がありました。

　食事が足りないのであれば、栄養士と相談して増やしてみるなど、「何に満たされていないのか」「何をすればその欠乏感が満たされるのか」という視点で考え、工夫してみるとよいのではないでしょうか。

scene 3　面会に来ない

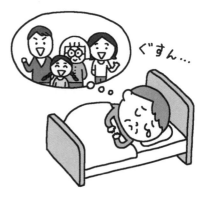

「顔を見にきてあげてほしい」と依頼しても面会に来ない

ぐすん…

■ どのようなことが影響しているか

　介護家族は、施設入所によって直接の介護負担は減るものの、ストレスがなくなるわけではありません。施設に入れたことへの罪悪感や、認知症の症状や健康問題によって施設を退所させられるのではないかといった不安を常に抱えています。

　施設入所によって以前よりも元気であれば面会に抵抗は少ないでしょうが、入所を本人が納得していなかったり、目に見えておとろえていくような感じであれば、面会がつらくなるかもしれません。

　また、面会の回数が少なかったり、来てもすぐに帰ってしまったりすることは、家族と本人だけの問題ではないかもしれません。

　「施設に面会に行くと、職員が認知症の人を怒っていて、とても嫌な気持ちになる」と話していた家族がいました。職員の態度がわるかったり、いつも職員がバタバタと走り回っていて落ち着かない雰囲気が原因で、面会が苦痛になっている可能性もあります。

■家族が面会に来ない理由の例

- 忙しい、遠い
- 家族の体調が優れない
- 家族間でトラブルがある（キーパーソンの交代など）
- 本人との関係がわるい
- 認知症が進行してコミュニケーションがとれない
- 面会に行くと「帰りたい」と言われるのがつらい
- 他の利用者から「面会に来てくれていいわね」とさびしそうに言われる
- 施設側から対応に困っていると言われるのがつらい
- 職員の態度がわるい
- 施設の対応に不満がある
- ケアがいき届いていないことが悲しい
- 職員から「家族が面会に来ると精神的に不安定になる」と言われた

Bad!

✕ よくある対応の失敗例

　家族に面会に来てほしい場合に、「本人がさびしがっています」「本人が家族に会いたいと言っています」などと家族に伝え、面会をお願いすることがあります。

　本人の思いを伝えるのはわるいことではありませんが、その気持ちは家族もわかっているはずです。場合によっては家族を追いつめることにもなりかねませんし、面会を強要することも好ましくありません。

Good!

○ よい対応例

❶ 事業所の雰囲気をよくする

　家族への依頼よりも先に、「事業所の雰囲気は家族が面会に来やすいか」という視点で確認してみましょう。

　いくら建物や内観がアットホームな雰囲気でも、環境整備がされていなかったり、職員の関わりが冷たかったりすれば、家族が心地よく面会できません。基本的なことですが、**家族が面会に来た際は、明るく挨拶をしたり、面会の環境に配慮したりすることが大切**です。

　また、他の利用者の様子や職員の対応を家族はよく見ています。家族が来ているときだけ丁寧な対応をしても、家族にはわかります。ふだんから近くで家族が見ているような感覚でケアを行なっていくことが、家族の面会にも影響します。

❷ 家族の負担を理解する

　家族が高齢なケースも増えており、面会が負担になっている可能性があります。

　面会に来た際に「体調はいかがですか？」「面会は負担ではないですか？」というような、家族に対する配慮も必要です。このようなささいな会話から、家族の状況の変化や事業所への要望が見えてくる場合もあります。

　また、認知症の進行によってコミュニケーションが図れなくなったり、家族の記憶があいまいになったりすると、会うのがつらくなるのは当然のことです。「面会の際に職員が立ち会う」「面会後に家族がショックを受けているようであれば思いを聞く」など、家族の心理的負担へのフォローもできるとよいでしょう。

❸ 連絡はこまめにする

　面会で直接会えなくても、**家族との関わりを途切れさせないことが**

大切です。家族によっては「小さな変化でも連絡をしてほしい」という場合もあれば、「何かあったときだけ連絡をしてくれればいい」というケースもあります。

　私の経験では、積極的に面会に来ない家族は「事後報告だけでいい」と希望することが多いですが、久しぶりに面会に来て、「こんな状態だとは聞いていなかった」と、不満を訴える家族も少なくなかった印象です。

　このようなことからも、本人の現在の状態を知ってもらうためだけでなく、**トラブルを防止するためにも、こまめな連絡はしておいたほうがよいと考えます。**

　家族への連絡体制も、私が勤務していた病院などでは電話でしたが、今はメールで家族へ連絡する施設が増えています。緊急のときは別ですが、メールだと相手のタイミングで読んでもらえて、内容も残るので、家族とのよい連絡ツールだと思います。

　家族への連絡については、第4章でもお伝えします。

■こまめに連絡する

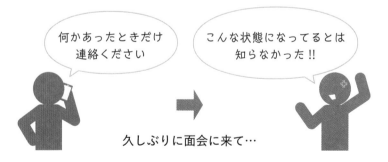

何かあったときだけ
連絡ください

こんな状態になってるとは
知らなかった!!

久しぶりに面会に来て…

トラブルを避けるためにも
家族へのこまめな連絡が重要

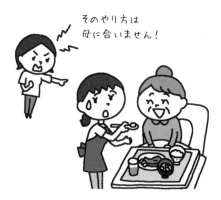

3-4 利用者家族との関係でつまずく場面

scene 4 事業所の方針に不満がある

そのやり方は
母に合いません！

職員のやり方を批
判し、自分の方法
を押しつける

■ どのようなことが影響しているか

　専門職にすべて任せるタイプと比べて、このように専門職のやり方
を批判し、自分の方法を押しつけるタイプは、介護経験が長い家族
（介護者）に多いです。在宅介護が長いケースや、介護者が医療・介護
職の場合にもしばしば見られます。熱心な介護者に多く、専門職のケ
アが不十分だとストレスを感じる人も多い印象です。

　また、医療・介護は常に進歩しており、処置やケアの方法も変化し
ています。しかし在宅介護が長い家族は、その情報を得る機会がない
ために過去に教わった方法を続け、専門職の新しい介護方法を受け入
れられないことがあるようです。

Bad!

 ✕ よくある対応の失敗例

● 家族のやり方を批判する

　家族のやり方が、専門職から見て本人の健康を害したり、精神的に

追いつめたりしているような場合は、そのまま続けさせることはよく
ありません。

　しかし、家族のやり方には家族なりの理由があるはずので、「そのや
り方は古いですよ」「その方法はよくないですよ」とすぐに否定してし
まうと、家族のプライドを傷つけるだけでなく、話を聞いてもらえな
くなることもあります。

■家族のやり方をすぐに否定しない

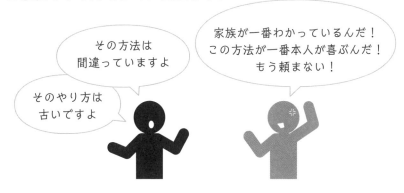

　私にも経験がありますが、家族の圧力が強いと、「怒られたくないの
で、もうこのやり方でいこう」と弱気になることがあるかもしれませ
ん。しかし、あとになって「わかっていたのなら、なぜ教えてくれな
かったのか」とトラブルになるケースもあるので、注意が必要です。

Good!

◯　よい対応例

❶ 信頼関係を築く

　職員の話に耳を傾けてくれないのは、ケアの方法だけではなく、そ
の職員や事業所全体に対し、何らかの不信感を抱いている可能性があ
ります。事業所の雰囲気や職員の態度・マナーが気になる人は多いよ
うです。

また、「介護職員さんが、私よりも認知症のことを知らなくてすごく不安になった」と話してくれた家族がいました。職員の質も、家族から信頼してもらうために必要なことがわかります。

　まずは、**職員の話に耳を傾けてもらうための関係性を築くことに時間をかけましょう**。長期的につき合っていくことを考えると、ここに時間をかけることは後々ラクになります。

　なお、「**CS（顧客満足）5原則**」というマナーの基本があります。この5原則のうち、1つでもできていないと不満や不審につながるそうです。確認してみてください。

■CS（顧客満足）5原則

①表情
②あいさつ
③身だしなみ
④言葉づかい
⑤態度

❷ 専門的な説明を行い、少しずつ変えていく

　家族のやり方が、今は推奨されていない方法だったり、悪化させてしまう方法だったりする場合は、変えていく必要があります。

　まずは、「なぜその方法で行なっているのか」「いつからその方法で行っているのか」を聞いてみるとよいでしょう。

　「以前入院したときに看護師に教えてもらった」といった回答であれば、「昔はその方法が推奨されていましたが、今はよりよい方法があるので変えてみてもよろしいですか？」などと提案するのも1つの方法です。

　医学的なことであれば、介護職よりも看護師、看護師よりも医師のほうが家族は納得しやすい傾向にあるので、他職種で協力するのも1

つの方法です。

　また、一気にすべてを変えるのではなく、少しずつ変えていくと、家族も否定された感覚が少ないと思います。

■家族に新しいケアの方法を提案する

以前はみんなその方法でやっていましたよね！

研究が進んで新しいケアの方法がわかってきたんですよ

家族が行なっているケアを否定するのではなく、新しい方法について情報を提供

家族に新しい方法を提案してみる

scene
5 **過度な要求をする**

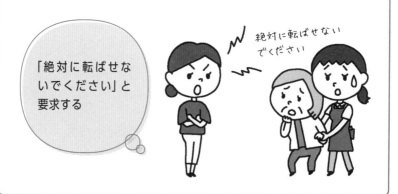

「絶対に転ばせないでください」と要求する

絶対に転ばせないでください

■ どのようなことが影響しているか

「転ばせないようにしてほしい」という気持ちはどの家族にもありますし、事業所側も転倒予防には最大の注意をはらっています。

しかし、相手が人である介護サービスにおいて100%事故を防ぐことは不可能です。多くの家族はそのことを認識していますが、「介護の専門家なら事故を防げないわけがない」と思っている家族もいます。

また、契約時の説明があいまいだったり、わかりにくかったりしたことで、「施設側が絶対に転ばせないことと言った」と認識してあとでトラブルになるケースもあります。

Bad!

✕ よくある対応の失敗例

● 情報収集が不十分なまま、家族の要望をそのまま受け入れる

「絶対に転ばせないでほしい」と家族が要望するということは、過去に転倒した経験や、すでに転倒リスクが高い状態である可能性が高い

です。

　施設側の環境やマンパワーによっては、希望にそえないこともあるでしょう。しかし、新規の利用者を獲得したいがために、本人の状態を十分に把握しないで「大丈夫です。転ばせません」と言い切ってしまい、あとでトラブルになることもあります。

● 本人の行動を制限する

　医療・介護現場ではさまざまな転倒事故の対策が考えられています。しかし、「転ばせないために歩かせない」「歩かせないために立たせない」という、本来の介護の役割である自立支援とは反対のケアをしてしまうことが少なくありません。

　特に、家族から転倒予防について強いプレッシャーをかけられると、現場の職員はとても神経質になり、「あぶないので座っていてください！」と強い口調になってしまうこともあります。

■ 過度に神経質になると、介護の役割とズレることも

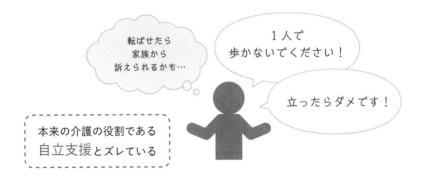

Good!

○ よい対応例

❶ 家族の不安を理解・把握する

　転倒で骨折をすると、本人の身体状況は大きく変化し、家族の介護

負担は増します。骨折を機に在宅介護がむずかしくなり、施設へ入所するケースもあります。

「絶対に転ばせないで」という言葉の奥には、慣れ親しんだ生活を長く続けさせてあげたいという思いがあるかもしれません。また、治療のために介護現場から医療現場へ場が変わると、心身の負担はもちろん、経済的な負担ものしかかってきます。このような家族の思いや不安を理解することが最初のステップです。

■家族の不安の例

- ●介護の負担が増えたら、在宅で介護ができなくなるのではないか
- ●自分の仕事が続けられなくなるのではないか
- ●生活パターンを大きく変えなければならないのではないか
- ●住環境を変えなければならないのではないか
- ●今の施設から追い出されるのではないか
- ●入院や手術になったら大変になるのではないか

❷ 家族に具体的に伝える

事前情報をもとに、**事業所としてどのような方法で転倒を予防していくのかを家族にきちんと説明しましょう**。

「歩行の際はつき添います」と言うのは簡単ですが、複数の利用者を少ない職員で見守っている場合や、夜間など職員が少ない時間帯では目が離れてしまうときがあります。

事業所として、「どこまで対応できるか」「具体的にどのような方法で対応するか」を伝えるとともに、事業所の現状を伝え、100%事故を防ぐことはできないと伝えたほうが誠実だと思います。

まれに、「身体拘束をしてでも転ばせないでほしい」と訴える家族もいます。その際は、介護保険法で原則として禁止されていることや、

身体拘束によって身体的にも精神的にも大きな苦痛を与えることを専門的に説明し、理解してもらうことが必要です。

　施設としてできる限りの対応をしますが、施設の理念や職員の気持ちなどを考え、受けることができない場合はその旨を伝えましょう。そのうえで家族がどのような判断をするのかは、家族が決めることです。

❸ 転倒リスクに関連するアセスメントをしっかりと行う

　転倒リスクは、**歩行状態だけでなく、視覚や聴覚などの感覚機能や認知機能、服薬中の薬などさまざまな要因があります**。転倒リスクのアセスメントをするためには、このようなさまざまな視点からの情報が必要になります。

　情報が不足していると、サービスを開始してから「家族から聞いていた情報とちがう」と、現場が混乱するケースがよくあります。

　たとえば、「自力で歩行できるので心配はない」と言われていたが、靴をはかずに歩くため、転倒リスクが高くて目が離せない状況だったなどはよくある話です。自宅と介護施設とでは、このように「靴をはく」「廊下が長い」「手すりが途切れる空間がある」「騒音がある」など、さまざまなちがいがあります。

　また、環境の変化は行動・心理症状（BPSD）の一因にもなります。自宅での生活よりも視覚情報や聴覚情報などの刺激が増えることで、認知機能や精神状態が不安定になる可能性があります。このような変化への適応能力なども、事前に情報収集しておくことが大切です。

　介護現場では、転倒リスクについてアセスメントシートなどを使って点数化し、対応を行っているところが多いでしょう。

　医療現場で一般的に使われているアセスメントシートなどから、介護現場でもチェックしておきたい部分を表にしましたので参考にしてください。

■介護現場で確認したい転倒・転落のアセスメント事項

- 過去に転倒したことはあるか
- めまいやふらつきがあるか
- 視力障害や聴覚障害はあるか
- 筋力低下はあるか
- まひはあるか
- しびれている感覚はあるか
- 骨や関節の異常はあるか
- 杖や歩行器を安全に使うことができているか
- 認知機能障害の程度はどのくらいか
- 行動・心理症状（BPSD）はあるか
- 夜間の睡眠は十分にとれているか
- 夜間にトイレに行くことがあるか
- リハビリパンツやオムツは適切に使えているか
- ナースコール（ケアコール）を認識できて使えるか
- 施設内で靴をはいて生活することを認識できるか
- 職員に気をつかう性格ではないか
- めまいやふらつきが出やすい薬は飲んでいないか
  （薬は、薬剤師や医師に聞くと教えてもらえます）

scene ① 介護職員同士の連携がとれない

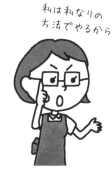
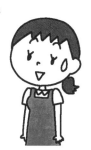

職員によって、ケアの方法がちがってしまう

私は私なりの方法でやるから

■ どのようなことが影響しているか

● 受けた指導がちがう

同じ職場で働いている同じ職種でも、考え方は人によって異なります。ケアの方向性のちがいは、どのような指導を受けてきたかによっての差が大きいと感じています。

養成施設のちがいもありますし、どのような価値観（介護観）をもつ講師から指導を受けたかによってもベースとなる考え方が変わります。また、無資格で働きはじめた人は、その事業所の理念や職場風土、指導を受けた介護職の知識や考え方が大きく影響します。

● 成功体験に固執している

過去の成功体験をその後のケアに活かすことは大切ですが、その方法にこだわってしまうことがあります。

一度うまくいったことが他の利用者にも合うかどうかはわかりませんし、自分のなかで「このケアが正しい」と思い込んでしまうと、他

の職員の異なる方法を受け入れることがむずかしくなります。

✖ よくある対応の失敗例

● 否定をする

自分が正しいと思う方法とちがっていても、ただ否定をするのはよくありません。相手も自分が正しいと思っているからです。

自分とちがう考え方やアプローチだったとしても、相手は利用者の幸せを考えています。否定だけでは事態は好転しません。

● 他の人とやり方がちがっていても自分の方法を貫く

組織やチームで動いているなかで自分のやり方を貫くと、チームを混乱させます。その結果、迷惑がかかるのは利用者です。

介護職によって、言葉かけやケアの方法は同じではありません。しかし、あまりに方法がちがったり、ケアの方向性がズレてしまったりしてしまうと、利用者は安心できません。

■ ケアの方向性のズレは利用者を不安にさせる

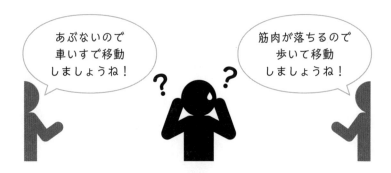

あぶないので
車いすで移動
しましょうね！

筋肉が落ちるので
歩いて移動
しましょうね！

ケアの方向性がちがうと利用者は混乱する

○ よい対応例

❶ 利用者にとって何がよいのかを一番に考える

　職員同士で意見がぶつかると、「何が正しいのか」が論点になりがちです。しかし、常に論点は「利用者にとってどの方法がよいのか」です。

　自分の意見をとおしたい気持ちになるかもしれませんが、どちらが正しいかではなく、利用者のニーズや満足度と照らし合わせながら、ケアの方法を考えていけるとよいと思います。

■利用者にとって最適な方法を考える

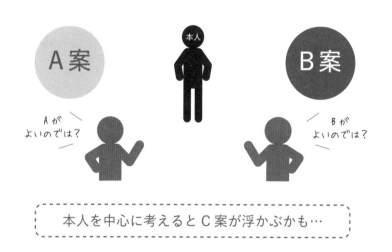

本人を中心に考えると C 案が浮かぶかも…

❷ なぜその方法で行なっているのかを具体的に聞く

　先述のように、みな自分が正しいと思っています。ですので、自分のやり方とちがう場合はまず、「なぜその方法でやっているのか」「なぜその方法が利用者にとっていいと思っているのか」という、その人の根拠を具体的に聞いてみるとよいでしょう。

私も上司や同僚と意見がぶつかったことがありますが、ちがう意見を聞くことで気づかされたことは多くあります。

　意見が合わない人は、自分にはない考え方をもっている人です。積極的に「どうしてそう思うのですか？」と聞くことで、相手が考えていることを理解でき、自分の視野も広がっていきます。

❸ 自分がいいと思う方法の理由を冷静に伝える

　異なる意見を聞き、理解したうえで自分の意見を伝えることは大切です。「まだ新人だから」「パートだから」と遠慮する必要はありません。人の意見を聞いて視野が広がるように、自分の意見が人の視野を広げることもあるからです。

　注意したいのは、**意見を伝えるときに感情的にならないこと**です。利用者のことを思うあまり、他の意見を否定するような口調になってしまったり、落ち込んでいるような態度をとったりすると、専門的な視点での話し合いができなくなります。「なぜ自分がこのように考えるのか」を冷静に伝えてみましょう。

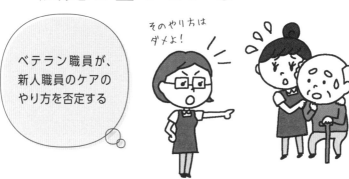

scene 2 ベテラン職員と新人職員が反発し合っている

ベテラン職員が、新人職員のケアのやり方を否定する

そのやりかたはダメよ！

■ どのようなことが影響しているか

　介護福祉士は、1987年に制定された「社会福祉士及び介護福祉士法」によって国家資格となりました。当初は日常生活の介助が主でしたが、「自立へのサポート」「本人や家族への指導」、そして「医療的なサポート」と、時代によって求められるものが変化しています。

　時代のニーズに応えるように養成カリキュラムが改正され、世代によって少しずつ教えられた内容がちがいます。

　また、介護職が行えるケアの範囲も少しずつ変化していますが、その情報が介護現場に十分に行き届いていないことも要因として挙げられます。

Bad!

✕ よくある対応の失敗例

● 勝ち負けで判断してしまう

　介護職向けのセミナーをしていると、「ベテラン介護職が私のやり

方を否定してくるのですが、どうやったら勝てますか？」と相談を受けることがあります。

　しかし、勝ち負けで考えるのではなく、前項と同じで「利用者にとってどうか」が一番大切です。自分がもつ知識や情報を、利用者や他の職員のために役立たせることが重要です。

● 不満な態度を見せる

　自分のやり方を否定されると、腹が立ったり悲しくなったりします。しかし、そこで不満をアピールするような態度をとると、連携がとれなくなります。

　これは、新人ががまんしなくてはならないという意味ではありません。感情的な態度をとらないことが望ましいですが、相手がそうではない場合もあります。

　そのようなときでも、一時的な感情にふり回されず、冷静に落ち着いた態度で接すると、気持ちを切り替えて業務にあたれます。

Good!

◯ よい対応例

❶ 勉強会を活用する

　反発し合ったままにすると、同じ事業所内で「敵・味方」といった立場が生まれてしまいます。経験上、このような立場が一度つくられてしまうと、職場風土に根づいてしまい、利用者のケアにも影響が出ることがあります。

　お伝えしたように、こうした反発は個人的な性格の不一致というよりも、もっている情報や価値観の差によって起こることが多いです。

　したがって、**定期的に勉強会を開いて新しい情報を伝えていくことがよい**と思います。

　「そのやり方は古いですよ」と言われると否定されたような気持ちになりますが、「最近はこのような考え方が主流になっているようで

すよ」という角度から伝えると、あまり否定された気持ちにはならないでしょう。

■ 新しい情報を事業所内で共有する

最近買った本に
こんなことが
書いてありました

先日受けたセミナーで
講師がこんなことを
いっていました

介護職の友人と
話していたら
こんな情報を
もらいました

このような情報を職員同士で共有できると
事業所全体の情報が常にアップデートされる

❷ 本やセミナー資料などを休憩室に置いておく

　勉強会を定期的に開催できない事業所もあるでしょう。その場合は、休憩室にセミナー資料や専門書、介護系の雑誌などを置いておくのもよいでしょう。

　「勉強会は押しつけられている感じがして嫌」と感じる人もいますので、そのような人には、自発的に情報を知ってもらう流れにするのもよいと考えます。

　冒頭のケースでは、ベテラン介護職が強い例を挙げましたが、新人介護職が強いケースもあります。

　ベテランのなかには、無資格でも経験が豊かで利用者から信頼をされている介護職や、常に自分の情報や知識のアップデートのために勉強をしている介護職もいます。経験が少なくても、現場で知識をフル活用している新人もいます。

　お互いが尊敬し合い、いいところをミックスしていけると素晴らしい事業所になると思います。

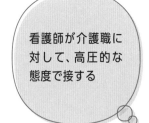

scene
3

看護職と介護職の仲がわるい

看護師が介護職に対して、高圧的な態度で接する

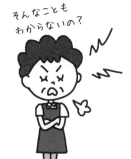

そんなこともわからないの？

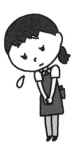

■ どのようなことが影響しているか

　介護現場で働く看護師の多くは、病院で経験を積んでから介護現場に移行します。介護職のことを十分に理解できていない看護師も多く、介護職を看護助手と同じような立場だと思い、介護職に対して高圧的な態度をとってしまう看護師がいます。

Bad!

✕ よくある対応の失敗例

● 「介護現場なので」と看護師の仕事に制限をかける

　介護現場で働く看護師からの相談で多いのが、介護職から「ここは介護現場なのだから看護師はよけいなことをしないでください」と言われてしまったという内容です。

　過去に、医療現場と介護現場のちがいをわかっていない看護師がいたのかもしれません。しかし、このように言われてしまうと、看護師は「何のために私はいるのだろうか」と悩み、看護師としての役割を

はたせなくなります。

また、看護師が職性を活かして働いてくれなければ、介護職への負担が大きくなる可能性もあります。

● 業務を手伝ってくれる看護師を「よい看護師」だと錯覚する

　私は看護師の前に看護助手をしており、そのときは看護助手の仕事を手伝ってくれる看護師を「よい看護師」だと思っていました。

　しかし看護師になってみて、必ずしもそうとはいえないことがわかりました。自分の役割を十分にはたしていないのに、他職種の業務に手を出すことは、結果として人に迷惑をかけたり、場合によっては事故につながることもあります。

　介護職の仕事をいつも手伝ってくれるから「よい看護師」と安易に決めつけず、「看護師としても役割をはたしてくれているか」という視点をもつことも大切です。

Good!

○ よい対応例

❶ 相手の業務内容に興味をもつ

　理想的な職場は、職員同士が尊敬し合える関係でいることです。介護職と看護師の連携がうまくいっている事業所は、お互いの仕事を理解しています。

　介護職と看護師の関係がよくない場合、いきなり「尊敬の念をもってください」と言われてもむずかしいでしょうから、まずは興味をもってください。「どのような視点で、どのような仕事をしているのか」「どのような勉強をしてきたのか」など、少しでも他の職種を理解しようとするだけで、関係性が変わってくることもあります。

❷「わからない」と言い合える関係をつくる

　私が介護現場に移ったばかりのころ、介護職から質問を受けてわか

らないことがあっても、すぐに「わかりません」と言えませんでした。

　看護師も未経験の領域はわかりませんが、「介護職にダメな看護師と思われたくない」などと思っていたのです。しかし、中途半端な知識で指示を出すことは利用者に不利益を与えることに気づき、「わからないことはわからない」と正直に伝えるようにしました。

　介護職に「わからない」とはっきり伝えるようになったところ、「看護師がわからないと言ってくれると、私たちも言いやすい」と介護職が話してくれました。

　介護職のなかにも、看護師にダメと思われたくなくて「わからない」と言えない人がいるかもしれませんが、わからないことは恥ずかしいことではありません。お互いに「わからない」と言い合える関係が構築できれば、連携がとりやすくなると考えます。

❸ 看護師と対等の関係という意識をもつ

　介護現場では、看護師と介護職は対等の関係です。しかし、役割は異なります。

　医療に強い看護師が介護職に医療のエッセンスを伝えることが役割の1つであるように、介護職も介護のエッセンスを看護師に伝えることが役割の1つです。

　看護師と介護職は教育背景が異なり、学んできたことは同じではありません。介護職が知っていることでも看護師が知らないことは多くあるため、遠慮せず看護師に伝えていきましょう。

　改めて対等であることを認識し、お互いがお互いを育て合うということを意識してみてください。

scene 4 医師が介護職の話を 聞いてくれない

医師に利用者の薬について相談しても、親身に聞いてもらえない

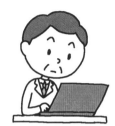
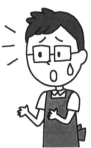

■どのようなことが影響しているか

　医師が話を聞いてくれない理由に、単純に忙しいことが挙げられます。一般病院やクリニックなどによってちがいはありますが、昼食をとらずに夕方まで外来診察をしている医師は少なくありません。

　また、医師は「循環器の専門」「消化器の専門」というように専門領域での経験を積んでいくため、その領域以外のことは詳しくありません。医師だからといって、認知症について詳しいとはいえません。

　比較的長い時間、認知症の人と過ごす看護職・介護職とちがい、短時間の診察で、状態に応じた治療が求められます。認知症の人は、他の疾患と比べて病識が薄く、自分の状態や困っていることを適切な言葉で説明できないために、状態判断がむずかしいようです。

Bad!

✕ よくある対応の失敗例

● 長々と説明する

　貴重な診察の機会だからたくさん伝えたいという気持ちになるかもしれませんが、要点がまとまっておらずに長々とした説明は医師に好まれません。

　話す側の説明が長くなるのは、医師が必要とする情報がわからないことが要因の1つだと感じます。状態の変化があって、医師に検討してほしいことや新たに指示がほしい場合、どのような情報を医師が求めているのかを考える必要があります。

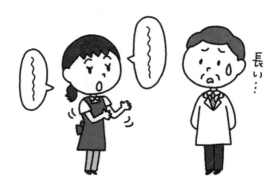

● 怒られたくないのではっきりと伝えない

　話を聞いてくれる医師もたくさんいますが、なかには高圧的な態度や、相談しにくい雰囲気を出している医師もいます。そのような医師と話をするのは緊張するでしょう。

　しかし、利用者の生活を一番身近でサポートしているのは介護職です。利用者の生活上で医師にしか解決できないことがあれば、それをするのは医師の役割です。そして、そのための情報を伝えるのが介護職の役割です。利用者にとって必要なことをしているという自信をもち、医師と向き合っていきましょう。

Good!

○ よい対応例

❶ 内容を文書にする

　利用者が受診する際に、施設職員がつき添うこともあれば家族だけで受診してもらうこともあると思います。家族だけで受診してもらうときは特に、**医師に伝えたいことを文書にしておくとよいです。**

　状況を家族に伝えても、こちらの説明がわかりにくかったり、事業所側の思いと家族の認識のズレで、せっかく受診しても大切なことが医師に伝わっていないこともあります。

　職員がつき添う場合でも、要点を簡潔にまとめた文書を持参すると、緊張せずスムーズに医師に伝えることができます。

■医師に伝えたい内容

- 状態に変化があった場合は、いつからそのような状態になったか
- 具体的にどのような症状か
　（必要があれば写真を使用。バイタルサインなどは数値の経過など）
- 事業所でどのような対応をしたか
- 事業所の対応で変化があったか、なかったか
- 医師にしてほしいこと

❷ 写真を残す

　「皮膚が赤くなっている」「足の指がはれている」などを、言葉だけで詳細に説明するのには限界があります。その際は**患部や状態を写真に残し、診察の際に医師に見せるとわかりやすいです。**大きさがわかりにくい部位であれば、定規を患部にあてて写真を撮っておくと、さらにわかりやすいです。

写真を撮る際には、家族に写真を撮る目的を説明して許可をもらい、個人情報が特定されないように注意しましょう。

❸ 医師に何をしてほしいのかをはっきりと伝える

医師に状態の変化を説明したけど同じ薬を処方されたという場合、「薬の内容を検討してほしい」と明確に伝えていないことがよくあります。

たとえば、「最近、血圧が高めのことが多い」と伝えたとします。こちらとしては「血圧の薬を検討してほしい」という気持ちがあっても、それを伝えないと医師はただの報告と受けとる可能性が高いです。

医師に検討してもらいたいことなどがある場合は、**医師に何をしてほしいのかをはっきりと伝えましょう**。

こちらが要望を伝えると、薬を変更しない場合でも「なぜ薬を変更しないのか」を医師が説明してくれます。そのような医師とのコミュニケーションも、利用者を支えるうえで重要となります。

■ 医師に何をしてほしいのかを明確に伝える（例）

- 入浴時のバイタルサインの許容範囲を検討してほしい
- いつもとちがう薬にできないか検討してほしい
- どのような状態になったら再度受診が必要か、具体的に教えてほしい
- どこまでは介護現場で様子をみてよいのか教えてほしい
- 発熱時の指示がほしい
- 現場で対応に迷っているので相談に乗ってほしい

scene 5　ケアプランが本人の状態にそっていない

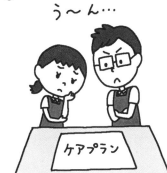

う〜ん…

本人は在宅で生活し続けたいが、ケアプランに反映されていない

ケアプラン

■ どのようなことが影響しているか

● 認知機能障害によって本人の意思がわかりにくい

　ケアマネジャーも、さまざまな工夫をしながら認知症の人の思いを知ろうと努力しています。しかし、認知症が進行してしまうと、認知症の人の意思の理解がむずかしいことは、みなさんも感じているでしょう。

　介護職に対して「家で暮らしたい」と言っていても、ケアマネジャーとの面談では、「家族のいうとおりにします」「ケアマネジャーさんに任せます」と話すケースもあり、本人の本当の望みや願いがわかりにくいことが、認知症の人のケアプラン作成をむずかしくしています。

● 在宅での生活がむずかしいと判断している

　本人の意思を優先するのが基本的な考え方ですが、**家族をふくめてマネジメントするのがケアマネジャーの役割**です。

本人が在宅での生活を希望していても、一緒に暮らす家族の介護力が弱かったり、家族との関係がわるかったりして、「在宅での生活を続けるのは本人にとって好ましくない」とケアマネジャーが判断した可能性もあります。また医療的な側面から、医師が施設入所を勧めている場合もあります。

Bad!

✕ よくある対応の失敗例

● 家族に直接「在宅でみてあげてください」と伝える

　家族が面会に来た際に、いきなり「本人が家で生活したいといっています。在宅でみてあげてください」と言うのはよくありません。

　ケアプランを作成するケアマネジャーをとおさずに、家族に直接伝えてしまうと混乱をきたす場合があります。

　ケアマネジャーは、**本人や家族の状態、住環境などさまざまなことを総合的に考えてケアプランを作成しています**。このケースでも、環境を整えてから家族にアプローチしようと考えている段階かもしれません。

　私は家族に伝えたい内容がある場合、ケアマネジャーに「直接家族に伝えてもよいか」と確認をとっていました。

● ケアマネジャーの文句を一緒にいう

　認知症の人とケアマネジャーの信頼関係がまだ築けていない時期や、家族の強い希望で介護サービスを利用している場合などに、認知症の人からケアマネジャーの不満を聞く場合があります。

　この場合、「よいケアマネジャーなので、そんなことを言ってはダメですよ」と本人が感じていることを否定したり、逆に本人と一緒にケアマネジャーの文句をいったりすることは避けましょう。

　ケアマネジャーに不安があるという気持ちを、誰かにわかってもらえるだけでも認知症の人は安心します。「そのような思いをされてい

るのですね」と話しながら、本人の思いに寄り添うとよいでしょう。

■認知症の人の不満を理解する

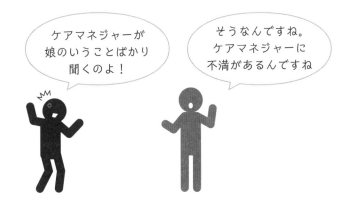

Good!

○ よい対応例

❶ 記録に残す

　本人の言葉がケアプランに反映されるかどうかは別として、**本人のリアルな言葉をそのまま記録に残しましょう。**

　ケアマネジャーが介護記録から情報をとることができますし、また、サービス担当者会議で管理者や生活相談員が、本人の言葉を家族やケアマネジャーなどに伝えることもできます。

　「え？ デイサービスではそんなことを言っているのですか？」と、家族に驚かれることもあります。家族に話すことと、介護職に話すことのどちらが真の思いかは本人にしかわかりません。しかし、**どのような状況でそのような言葉を発したのかを情報として伝えることは、**介護職の役割だと思います。

❷ ケアマネジャーにケアプランについて聞く

　ケアプランに不満をもつ前に、「なぜそのようなケアプランになっ

ているのか」をケアマネジャーに聞いてみるとよいと思います。

　「もっとこのようなサービスを導入したらいいのに」と思うケースでも、ケアマネジャーに聞くと、「本当はもっとサービスを入れたいが経済的な問題で今のサービスが限界だ」と教えてくれることもあります。現場で働いていると、家族関係や経済力まではなかなか把握できないものです。

　直接、ケアマネジャーに聞くことがむずかしい場合は、**生活相談員を通じて聞いてもらう方法も**あります。私はよくケアマネジャーに確認してほしいことを生活相談員にお願いして聞いてもらっていました。

　そのときには、「自分がなぜそのことを確認したいと思ったか」をきちんと説明しましょう。

❸ 本人のフォローをする

　本人の希望ではなく施設に入所したとしても、本人が施設に入ってよかったと思うように支援することが、現場で行えることでしょう。

　本人の望むようなケアプランを作成してもらえることがベストですが、家族との兼ね合いもあり、現実には容易ではありません。

　施設入所以外でも、本人が望まない介護サービスを導入することはあります。その際にその気持ちを受け入れ、真摯にサービスを提供していくうちに、「最初は嫌だったけどデイサービスに通ってよかった」「ヘルパーさんに来てもらってよかった」と話してもらえるようになることは多々あります。

　本人の意思をケアプランに反映させてもらうアプローチと同様に、本人の意思とちがっても、その人生に本人が納得できるような関わりをすることも大切だと考えます。

第 4 章

利用者家族との
上手な接し方

4-1

利用者家族を理解しよう

認知症介護をしている家族には、罪悪感やプライド、責任へのプレッシャーなどを抱えています。

認知症の人の家族と接する際、自ら望んで医療・介護の仕事をしている専門職と、望んでいなかったのに介護をすることになった家族とでは、根本的にスタート地点がちがうという点をまず理解しておきましょう。

◎介護家族がたどる4つの心理ステップ

介護家族の心理を把握するヒントとなるのが、川崎幸クリニックの杉山孝博医師が考案された「**介護家族のたどる4つの心理ステップ**」です。

介護家族と関わったことのある専門職であれば、この4つのステップにいる家族のイメージがわくはずです。認知症ケアに慣れている専門職にしてみれば、認知症の人を怒ってしまう家族に対して、「どうして受け止められないの?」と思うケースがあるかもしれません。

しかし家族には家族のステップがあり、そのステップをふむからこそ、最期に受容できるのだと思います。もどかしい気持ちになることもあるでしょうが、見守りましょう。

また、家族自身がこの心理ステップを知ることで、気持ちがラクになることがあります。無理に受容させるのではなく、葛藤して悩んでいる家族に、この心理ステップを用いて「あせることはないですよ」と伝えると、家族も安心するのではないでしょうか。

■介護家族のたどる4つの心理ステップ

ステップ1	とまどい 否定	・今までできていたことができない、突然変なことを言い出すなどの行動にとまどう ・「診断が間違っているのではないか」と認知症であることを否定しようとする ・悩みを人に打ち明けられずに悩む段階
ステップ2	混乱 怒り 拒絶	・認知症の理解が不十分なため、どのように対応してよいかわからず混乱する ・対応しても改善せず怒りの感情がわく ・これ以上面倒をみたくないという拒絶 ・非常に苦しい段階
ステップ3	割り切り あきらめ	・認知症の理解が進み、認知症の人にふり回されるのは損だと考えるようになる ・「病気だからしかたがない」とあきらめる ・身体的・精神的に疲労はしているが、少し気持ちがラクになる段階
ステップ4	受容	・認知症の理解が深まり、認知症の人をあるがまま受け入れられるようになる段階 ・介護者自身のことも認めていけるようになる段階

※「知ってますか? 認知症」杉山孝博、pp.33～35をもとに作成
https://saiwaicl.jp/outline/pdf/article_23.pdf

　この4つの心理ステップは、どの介護者も必ずたどるといわれています。行ったり来たりを繰り返して少しずつ進みますが、同じステップから進めないケースもあります。

　また、最期まで受容できない家族もいます。これは家族だけの問題ではなく、関わる専門職にも要因があると感じています。「受容できる家族がよくて、受容できない家がわるい」という価値感をもたずに、家族のあり方を見守ることが大切です。

◎ 家族の嫌悪感や罪悪感を理解する

　「怒ってはいけないとわかっているのに怒ってしまう」と話す家族

はとても多いものです。

　認知症の人と家族の会が行った「認知症の人と家族の暮らし」に関するアンケート*では、介護者の約8割が「やさしくできない自分に嫌悪感がある」と答えています。

　また、介護教育に長年携わってきた人の話ですが、その人はそれまで研修などで「介護は無理をせず人に頼ることが大切です」と話してきましたが、自分の母親を施設に入れることを決めたときにはとても罪悪感があったそうです。

　家族が抱えるこれらの嫌悪感や罪悪感を理解し、家族のペースを見守ることも大切です。

◎ 家族には家族のプライドがある

　ときどき、「なぜそんなに大変なのに専門職に頼らないのだろう？」と思うような介護家族に出会うことがあります。専門職としては何とか力になりたいと思い、さまざまな提案をしても受け入れてもらえないケースです。

　これだけ介護サービスがあっても、「他人に頼りたくない」「自分の家族のことは自分たちで介護をしたい」と思う家族もいます。家族にもプライドがあることを理解する必要があります。

　このような家族も、いつかは専門職の介入を受け入れる時期がきます。家族のそのタイミングがくるまで、介入できる範囲で見守ったり、家族が今必要とする情報を提供できるとよいでしょう。

◎ 責任というプレッシャーがある

　「仕事では認知症の人にやさしくできても、認知症の親には怒ってしまう」と話す専門職も多くいます。

　そこにいたるまでの家族の関係性や感情、関わる時間の長さなどを考えると、仕事で認知症の人と関わるのと、家族として関わるのとはまったく異なります。

「あんなに怒らなくてもいいのに」「あんなに悩まなくてもいいのに」と思うような場面に遭遇することがありますが、家族は「最期まで責任をもってみなければならない」という責任やプレッシャーを抱えていることを理解しましょう。

■家族のプライドや抱えるプレッシャー

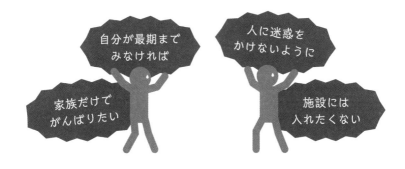

＊　認知症の介護家族が求める家族支援のあり方 研究事業報告書〜介護家族の立場から見た家族支援のあり方に関するアンケート〜、公益社団法人認知症の人と家族の会、2012

4-2 利用者家族との間に 起こりやすい認識のズレ

家族には責任感や負担を軽くしたいという思いがあり、認知症の人の
希望と一致しないことがあります。

◎ 家族と認知症の人の思いにはズレがある

「認知症本人と家族の思い」とひとくくりにされることがあります
が、経験上、認知症本人と家族の思いは同じではありません。

前項の「4つの心理ステップ」のステップ3以降になると、「本人の
好きなようにさせてください」という家族が増えます。ステップ1と
2では、家族が認知症のことを理解できていないため、本人と家族の
希望が一致せず、医療現場や介護現場でも迷うことがあります。

よくある例だと、家から出たくない認知症の人とデイサービスに行
ってほしい家族、外に出たい認知症の人と家でおとなしくしていてほ
しい家族など、さまざまな不一致があります。

■ 家族と認知症の人の思いはちがう

家族	認知症の人
●変なことをいわないでほしい	●気持ちをわかってほしい
●昔の姿に戻ってほしい	●そっとしておいてほしい
●人に迷惑をかけないでほしい	●人の役に立ちたい
●おとなしくしていてほしい	●好きなように生活したい
●いうことを聞いてほしい	●バカにされたくない

ズレ

◎ 家族も本人のためになることを模索している

このようなケースでは、家族が認知症を十分に理解できていないことや、「正しい介護をしなければ」と、がんばりすぎていることが背景にあると感じています。

家族は決して本人につらい思いをさせようと思っているわけではなく、本人のためになることを模索しているのです。専門職であれば、デイサービスに行きたがらない認知症の人が多くいることを知っていますが、家族にはそのことがなかなか理解できません。

家族と話していると、「ほかの認知症の人も同じですか？」と聞かれることがよくあります。「みんながやっているのだから、うちのおじいちゃんにもやらせなければ」という責任感や、常識に当てはめようとする気持ちが認知症の人とのズレを生んでいるのです。

◎ 少しでも介護負担を軽くしたいという思いがある

当然ですが、家族には大きな負担があります。生活のサポートから身体介護まで、在宅での介護は多岐にわたります。そして、精神的・情緒的な負担も多大です。

家族自身の介護負担を考えると、医療機関や介護現場に、認知症の本人の意思とはちがう要望をするのはしかたがないことなのかもしれません。

実際、現場では家族の負担を軽減するために、本人の意志よりも家族の意向が優先されることがあります。しかし、認知症ケアの対象は認知症本人です。認知症の人が取り残されるような状況は、認知症ケアとはいえないでしょう。

次項からは、認知症本人を中心に家族をサポートしていく方法を説明していきます。

4-3 利用者家族はお客様であり、チームの一員と考える

家族と一緒に、「今」と「未来」の両方の視点でケアの優先度を考えてみましょう。

◎ 家族の意向が優先される背景

認知症の人は、介護が必要な状態でも認知機能の低下により今の自分の状況を理解できなかったり、病識の低下により他者の助けを不要に感じたりします。そのため認知症ケアでは、本人の意向よりも家族の意向が優先されることが多くあります。

また、「家族から苦情やクレームをいわれたくない」という事業所の思いもあり、認知症ケアでは家族の意向は力をもっています。

介護サービスを利用してもらっている事業所にとっては、本人同様、家族も大切なお客様ですが、認知症ケアの中心は本人です。

家族は認知症の人の人生を支えるチームの一員でもあります。お客様であることを忘れてはいけませんが、「お客様だから」という理由で家族の要望をすべて聞くと、本人に不利益を与えることがあります。

■家族の意向が優先されることが多い

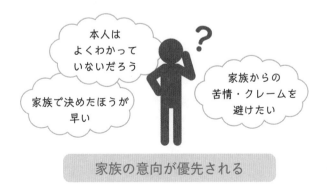

家族と本人の意向が同じであれば問題ないですが、前項で説明した
ようにズレがあることが多いです。たとえば、「本人はデイサービス
で入浴はしたくないといっているが、家族は入浴させてほしいという
希望がある」というのは、よくある場面です。

　第3章で説明したように、入浴できない背景はさまざまですが、「家
族から苦情をいわれたくない」という気持ちから、強引に入浴させて
いるケースは多くあります。

　ほかにも、本人が嫌がっているのを知っていて、その要望を訴える
家族もいます。このような要望をすべて受け入れていった場合、どの
ような影響があるか考えていきましょう。

■家族からの要望の例

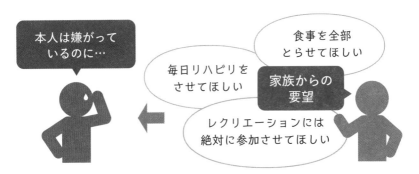

◎「今」を重視しすぎると負担が大きくなることがある

　家族の要望を優先してケアをした場合、「今」という時間軸だけで見
ると、「入浴して清潔になった」というように、よいケアを提供したと
評価できます。

　しかし、「未来」を視野に入れるとどうでしょうか。私の経験では、
毎回デイサービスで強引に入浴をさせられた結果、デイサービスに来
られなくなった人などがいます。

　「今」を重視しすぎた結果、**本人だけでなく家族の負担が大きくなっ**

てしまうこともあります。また、そのようなケアを受けていると、本人が専門職に対して不信感をもつようになり、さまざまな場面で悪影響が出てきます。

◎ 家族に伝えるのも専門職としての役割

　家族が未来のことまで見通すことはむずかしいでしょうが、専門職は経験上ある程度予測がつくはずです。

　家族の意向であっても、「本人のためにならない」「自分たちと信頼関係を築くことができない」「このまま続けたら家族の負担が大きくなる可能性がある」と思った場合は、家族に伝えるのも専門職の役割といえます。

　必要な介護を受けてもらえず家族として葛藤があっても、未来のことを考えて、チームの一員としてグッとがまんをしてもらわなければならない時期もあります。

　専門職の知識や経験をもとに、**「今、何を優先していくことが本人と家族のためなのか」**を、**家族と一緒に考えてみることが大切**だと考えます。

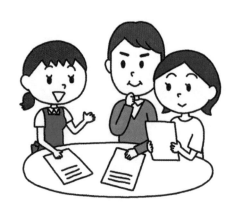

◎ 家族の本当の思いを知る

　家族の表面的な言葉だけを受け取るのではなく、**その言葉（要望）**

の奥にどんな気持ちがあるのかも考えてみましょう。

　たとえば、「転ばせないでほしい」という要望の場合、その根底にはどんな思いがあるでしょうか。「痛い思いをさせたくない」「ケガをされて病院につき添うのが面倒だから」という家族もいました。

　言葉の表現は同じであっても、その奥にある気持ちは家族によって異なります。家族との関わりは表面的になってしまうことが多いですが、チームとして力を合わせていくには、言葉の奥にある思いを聞いていくことがポイントになります。

■家族の要望の奥にはさまざまな思いがある

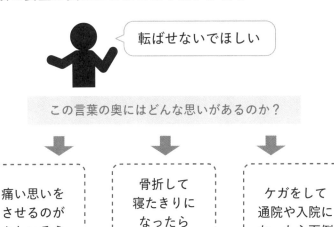

4-4 家族との情報共有は、トラブルや事故予防にもつながる

> 家族とのトラブルは、コミュニケーション不足が原因だといわれています。

◎ 家族とのコミュニケーションの大切さ

　医療現場でも介護現場でも、家族への連絡には気をつかっているでしょう。

　利用者に何か起こったときには、「まずは家族に連絡」というのが鉄則になっています。私もさまざまなケースを見てきて、こまめに連絡をとっている家族とは信頼関係が築きやすく、多少トラブルが起きても話し合いで解決できたことが多い印象です。

　介護現場のトラブルに詳しい弁護士に聞いたときも、訴訟のようなトラブルに発展する場合のほとんどは、コミュニケーション不足が原因だと話していました。

◎ どのような内容を伝えるか？

　面会やデイサービスの送迎で家族と話す機会がありますが、最近の様子や今日の出来事を一方的に報告して終わってしまうことが多いのではないかと思います。

　また、よかった点だけを伝える事業所が多い印象です。確かに、「今日はこんなことをして楽しんでいました！」といった内容は、伝えやすいですし、家族も喜びます。

　しかし、家族が落ち込むような内容であっても、きちんと事実を伝えておかないと、「聞いていなかった」「なぜ教えてくれなかったのか」などと、後々トラブルになることもあります。

■家族に伝えたい内容

- ●最近の様子
- ●イベントなどの様子
- ●現在の身体状態
- ●職員が気になっていること（身体機能・認知機能）
- ●他の利用者との関わりの様子
- ●最近できなくなってきたこと
- ●以前と比較して変わったところ
- ●今後考えられる変化（身体機能・認知機能）
- ●今後考えられる事故のリスク

> 現時点でのことだけでなく、
> 今後考えられることなども伝えていく

◎ 家族の気持ちも聞く

　認知症の人とのコミュニケーションと同じで、家族とのコミュニケーションでも、**「話す」よりも「聞く」ことが大切**です。

　家族との話し合いというと、カンファレンスや担当者会議を思い浮かべるかもしれませんが、そのような場で本音を話せる家族ばかりではありません。「緊張して話せなかった」という家族もいます。

　そのような家族でも、なじみのヘルパーやいつも送迎してくれるデイサービスの職員には、ポロっと本音を打ち明けるときがあります。

　以前、訪問入浴をしていたときに一緒に働いていたオペレーターは、いつも家族に「疲れていませんか」などと家族自身の体調や気持ちを聞いていました。言葉をかけてもらった家族は、「私のことを聞いてくれるの？」と、自分の体調や介護の悩みを話してくれることがありました。

利用者の状態を聞いて終わりではなく、その状態をどう思っているかに加え、家族自身についても声をかけることで、家族の全体像が見えてくることがあります。

■家族から聞きたいこと

☐ 家での様子
☐ 気になっていること
☐ 家族の心身の状況
☐ 家族で困っていること
☐ 家族内の変化
☐ 今後のことで不安なこと
☐ 環境変化の有無
☐ 最近できなくなってきたこと

本人のことに加え、
家族にも興味・関心をもつ

◎言いたいことを言えていないことを理解する

権利意識が高まり、言いたいことを言う家族が増えたとされますが、「お世話になっているから」という理由で、言いたいことをグッとこらえている家族はまだまだ多いです。

はっきりと意思や要望を伝えてくれる家族と、そうではない家族がいます。家族が何も言ってこないからといって、満足しているとは限りません。

いくら「何かあったら遠慮なく言ってくださいね」と伝えても、家族は遠慮しますし、どこかで「言ってもどうにもならない」とあきらめていることもあるでしょう。

本当の気持ちを伝えていないことを認識し、専門職側から積極的に言葉かけをするようにしてみるとよいかもしれません。

◎「できること」と「できないこと」を伝える

　現場で「できること」と「できないこと」を明確に伝えておくことは、家族との信頼関係を築き、トラブルの予防にもつながると考えます。

　「本人や家族のためにできることは全部やってあげたい」と思うかもしれません。しかし、現実的に介護保険制度の枠や事業所の種類、職員の資格や人数などからできないことがあります。

　たとえば、「病院の方針として身体拘束はしない」という、病院や事業所の理念からできないこともあります。

　ただ「できない」と伝えるのではなく、**それが行える事業所やフォローできるサービスを紹介したり、代替案を一緒に考えたりする姿勢があると、信頼につながる**と考えます。

第4章 利用者家族との上手な接し方

■「できること」と「できないこと」を明確に伝える

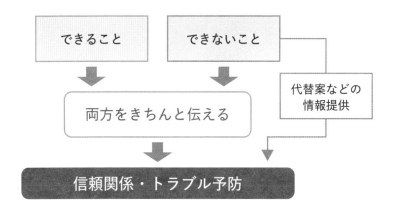

4-5 家族との関係を良好に 保つためのコツ

家族の「聞いてほしい」という気持ちを理解しましょう。

◎アドバイスをしようと思わなくていい

家族から相談を受けると、「いいアドバイスをしてあげたい」「解決しなければ」と思うでしょう。

事業所で対応できることなどであればよいですが、そうでない場合、「役に立てなかった」と思ってしまいがちです。しかし、家族は聞いてもらえただけで気持ちがラクになることが多いようです。

「アドバイスしなければ」という気持ちが強いと、自分が話す内容に思考が向いてしまい、相手の感情をくみとりながら話をしっかり聞くことができません。

また、家族のなかには、アドバイスを受けたことで「やはり自分はできていないんだ」と感じたり、その内容が自分にできる範囲を超えていると混乱する人もいるようですので、配慮が必要です。

◎家族が「できていること」を評価する

繰り返しになりますが、認知症ケアは進行していく病気です。家族は懸命に介護しても症状が進行していくため、自分を責めていることがあります。専門職から見たら「がんばっている家族だな」と思っても、「何もできていない」と落ち込んでいることがあります。

家族が「今できていること」を評価すると、家族は安心します。

◎家族の介護の意味づけをする

家族は毎日手探りで必死に介護しているので、自分の介護を振り返

る時間がありません。ですので、**関わる専門職が客観的に介護の意味づけをするのがよい**と思います。

　たとえば、家族が「一度に多くのことを伝えないようにしています」と話した場合、「その対応はいいですね」と伝えるよりも、「認知症の人はいわれたことを理解するのに時間がかかるので、そのような対応は本人も混乱しないのでいいですね」と伝えたほうが、家族も自分の介護が意味をもっていたことに気づけます。

　自分の介護に根拠をもてるようになると家族は自信をもちますし、他の家族とも共有すれば、家族全体で安定した対応ができるようになり、認知症の人の心身の安定にもつながります。

■家族の介護の意味づけをする

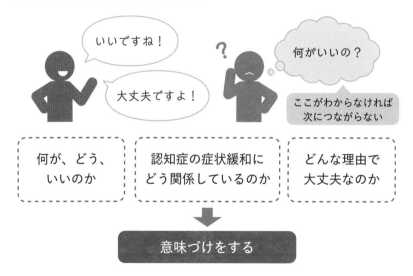

いいですね！

大丈夫ですよ！

？

何がいいの？

ここがわからなければ
次につながらない

| 何が、どう、いいのか | 認知症の症状緩和にどう関係しているのか | どんな理由で大丈夫なのか |

意味づけをする

◎さまざまな家族の形を理解する

　家族に対する価値観は人によってちがいます。「家族が一番大切だ」と思う人もいれば、「家族は必要なときだけ連絡をとればいい」と思う人もいます。家族には家族の歴史があり、長い年月によってつくられ

た価値観は、「いい・わるい」と他者が判断するものではありません。

　自身の価値観を押しつけるようなことをすると、信頼関係を崩すことにつながる可能性もあります。さまざまな家族の形があることを理解し、家族にしかわからない状況や感情を認めていきましょう。

◎ 正しい情報を提供する

　認知症を正しく理解してもらうために、自治体では家族向けのパンフレットを作成するなど、さまざまな活動がされています。しかし家族の主な情報源は、テレビや新聞、雑誌などのメディアが多いといわれています。

　杉山孝博医師は、「認知症への理解の深さが認知症の人を介護者との関係を質的に変化させる」[*]と述べています。専門職が家族に正しい認知症の知識や、家族のニーズに合った適切な情報提供をすることが、家族を支えることにつながるのがわかります。

◎ 選ばれる事業所になる

　介護保険制度によって、「介護は家族がするもの」から「介護は社会全体で支える」時代に大きく変わりました。また、介護サービスの多様性によって介護事業所の数も増え、本人や家族がサービスを選べる時代となりました。

　事業所の評判は地域に広がります。「面会に行くといつも職員が明るく対応してくれる」という情報や、「施設に入所してから元気がなくなった」といった情報まで、さまざまです。そしてこのような情報が、事業所と家族との信頼関係にも影響を与えます。

　家族に必要以上に気をつかう必要はありません。しかし、倫理観をもってすべての利用者に自分たちができるサービスを精一杯提供していくことで、家族との関係を良好に保つことにつながります。

[*]　「知ってますか？ 認知症」杉山孝博、p.35
　　https://saiwaicl.jp/outline/pdf/article_23.pdf

第 5 章

現場の質を高める
他の職員との
情報共有・報告のしかた

なぜ、チームで情報を共有することが大切か?

申し送りでは事実のみを伝え、他の職種からの情報共有は自身のケアにも行かせます。

　介護現場では複数の職員が交代で勤務するため、情報共有は重要です。日々の情報共有は「申し送り」という形で口頭によって行われることが多く、デイサービスなどでは朝に、夜勤がある事業所では朝に加えて日勤帯から夜勤帯に交替するときに行われます。事業所によっては、ノートで申し送りがされることもあります。

　申し送りは、業務を引き継ぐ職員が状況を把握して動き出すために重要な業務です。

■申し送りの内容の例

- ●利用者の様子
- ●利用者の体調の変化
- ●次の勤務帯で行ってほしいこと（注意して観察してほしいこと）
- ●業務に関連する連絡
- ●本人や家族からの要望
- ●利用者のスケジュール（外出や病院受診など）

◎ 申し送りは双方向で行う

　申し送りは、**抜け・モレなく正確に情報を伝えること**が重要です。申し送りにモレがあると、利用者に必要なケアが提供できなかったり、最悪の場合は事故につながることもあります。

申し送る側は、情報をわかりやすく確実に伝えるスキルが必要ですし、聞く側も業務にあたっての確認事項を確認できたかを意識することが大切です。

　私も申し送りの際に、「このことは医師に確認した？」「この症状は○○の可能性はない？」と指摘されて気づいたことはよくあります。

　指摘されることは恥ずかしいことではありません。**申し送りは、自分では気づけなかったことに気づくチャンス**でもあります。

◎申し送りでは事実を伝える

　「申し送りが苦手」と話す介護職がいますが、**基本的に申し送りは事実を伝えるだけです**。起こった事象や提供したケア、それに対する利用者の反応をそのまま伝えます。

　カンファレンスでは自分が感じたことなどを話しますが、申し送りは自分の考えなどを多く伝えてしまうと、本当に必要な情報がわからなくなったりします。引き継ぐ人がフラットな状態で業務やケアに入るためにも、事実だけを伝えましょう。

◎他職種からの情報はケアに活かせる

　認知症ケアに限らず、医療や介護は自分の職種だけで問題を解決するのは困難です。認知症ケアでも、認知症の人の生活を支えるためにはさまざまな職種の介入が必要になります。

　職種によって役割や視点が異なるため、必要な情報に多少ちがいがあります。自分たちの職種ではあまり注意を払っていない情報でも、他の職種ではアプローチを考えるために重要な情報であることもあります。

　たとえば、医師は治療（薬物療法など）の効果や検査データの数値が重要な情報になってくるでしょうし、理学療法士であればリハビリによるADLや日常生活の変化を細かく知りたいでしょう。

■ 職種による必要な情報の例

介護職	・日常生活でどのようなことに困っているか ・生活のなかの楽しみは何か
看護師	・バイタルサインは安定しているか ・身体状態に変化はないか
ケア マネジャー	・介護サービスに満足しているか ・事業所と家族の関係に問題はないか
医師	・薬物療法の効果は出ているか（副作用はないか） ・検査データに変化はないか
理学療法士	・リハビリを導入してからの ADL に変化はあるか ・リハビリ後に痛みはないか
栄養士	・バランスよく食事がとれているか ・食事形態は適切か
福祉用具 専門相談員	・福祉用具を適切に使用できているか ・福祉用具が日常生活でどの程度役に立っているか

　また、**他職種の関わりによって認知症の人がどのような反応をした
かを聞くことで、自分たちのケアに活かすこともできます。**

■ 他職種の情報を活用する

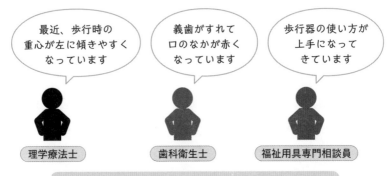

他の職種の専門的な情報を介護に活かす

ケアに必要な情報は何か?

ケアをするにあたり、認知機能・健康状態・認知症になる前の情報の収集が必要です。

◎ 情報とケアを循環させてニーズにあったケアを

　認知症の人に専門的なケアを行う際は、**情報収集と分析が基本**になります。本人や家族などから聞き取った情報をもとにケアを提供し、ケアをしながら専門的な視点で新しい情報を得ます。

　認知症の人は時間の経過とともに状態が変わるため、**分析をしながら状況に合わせて情報を更新していくことが重要**です。情報は活用できなければ意味がありません。

■ケアをしながら情報を更新する

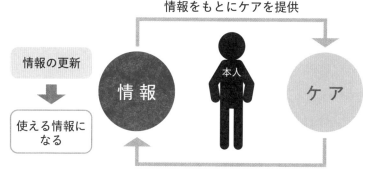

　ここでは主に、**認知症ケアに必要な情報と、なぜその情報を介護職が把握しておく必要があるか**をお伝えします。

　一般的なアセスメント項目に加え、私が介護現場で経験したことをふまえ、認知症ケアに必要な情報収集の項目を作成しました。

■認知症ケアに必要な情報収集の項目

	必要な情報	把握すべき理由
認知症について	・認知症の診断はついているか ・どのようなタイプの認知症か ・診断がついていなくても家族が認知症を疑うことがあるか ・認知症の治療(服薬など)を受けているか	認知症のタイプがわかれば、本人の困りごとを考える手段になります。また、治療を受けているかいないかで予後が変わります
本人の受け止め方	・認知症の告知を受けているか ・認知症の病識はあるか ・医療や介護の介入に納得しているか	本人が認知症であることを理解しているかによって、関わり方が変わります
認知症以外の病気について	・健康状態はどうか ・現在、治療中の病気はあるか ・過去に治療した病気やケガはあるか ・治療に積極的であるか ・認知症による影響はあるか(今後起こりそうか)	健康状態は認知症の症状にも影響します。認知症になったことで症状のコントロールができなくなる可能性があれば、日常生活にも影響が出ます
かかりつけ医について	・かかりつけ医はいるか ・かかりつけ医のことを本人はどう思っているか	信頼している医師がいると、何かあった際にスムーズです
家族について	・フォローしてくれる家族がいるか ・家族との関係は良好か ・キーパーソンは誰か ・キーパーソンと他の家族との関係は良好か ・家族の健康はどうか ・家族の介護力はどの程度か ・家族の心理的負担はどの程度か ・家族の認知症の理解はどの程度か ・経済的な状況はどうか	特に在宅生活の場合は、家族の状態を把握することは、長期的な関わりのなかで重要です。キーパーソンだけでなく、家族間の関係も影響することがあります
生活動作について	・ADL(日常生活動作)はどの程度か ・IADL(手段的日常生活動作)はどの程度か ・住環境は本人の状態に適しているか ・福祉用具を使用している場合は適切に使えているか	ADLの把握は介護をするうえで基本となる視点です。認知症ケアでは、ADLよりもIADLの低下が先に目立ち、生活を困難にさせていることがあります。 住環境や福祉用具の情報は、生活全体を支えるためにも必要な情報です

身体機能について	・運動機能は生活に影響を与えているか ・感覚機能は生活に影響を与えているか ・食事の量や回数、嚥下状態、食欲はどうか ・排泄状況はどうか ・睡眠状況はどうか	まひや関節の異常、視覚や聴覚などの障害があれば、生活やコミュニケーションにも影響があります。 もともとの食事や排泄に関連する情報も、ケアの方法を考えるうえで重要なポイントになります
認知機能について	・主な認知機能障害は何か ・認知機能障害による生活への影響はどの程度か ・コミュニケーション能力はどの程度か ・以前と比較してできなくなったことはどこか ・以前と変わらずにできているところはどこか ・(本人が)何に困っているのか	同じ認知症でもタイプや進行度によって、どの認知機能が低下するかが異なります。 どの認知機能障害が、本人の生活にどのように影響しているのかを把握できれば、本人が必要としているケアを提供できます
行動・心理症状について	・何らかの行動・心理症状(BPSD)があるか ・過去にあった際はどのような状況だったか	行動・心理症状(BPSD)の有無によって、本人の心理状態を推測することができます
介護サービスについて	・空白の期間はどの程度あったか ・介護サービスの導入はスムーズだったか	介護サービスの導入までにどの程度時間を要したか、またなぜ時間を要したのかなどを把握しておくと、本人や家族の状況が見えてきます
性格や興味・関心	・認知症になる前の性格 ・認知症になってからの性格の変化はあるか ・過去にどのようなことに興味・関心があったか ・現在はどのようなことに興味・関心があるか ・どのようなことが嫌いか ・どのようなことにストレスを感じやすいか	認知症の症状はもともとの性格が影響します。病気になる前の興味や関心だけでなく、ストレスを感じやすいポイントなどを知っておくとケアに活かせます
生活歴	・どのような人生を送ってきたか (結婚や子育ての有無、死別などの喪失体験、職歴、生まれ育った場所など)	認知症の人を理解するときには、その人の人生観や価値観を理解することが大切です
本人・家族の希望	・本人の希望は何か ・家族の希望は何か	すべてのケアは、本人の希望を中心に行われます

◎ 目的をもちながら情報収集をする

　ケアのためとはいえ、聞き出すのは個人情報です。情報収集の際、「なぜ、そんなことを話さなければいけないのか」と、不快な思いをされる人もいます。特に認知症の人は、自分に自信がなくなっていたり、猜疑心をもっていたりすることもあります。

　話を聞くときには、**目的をきちんと伝えたうえで、「お話を聞かせていただいてもよろしいですか?」と確認をとること**が望ましいです。

　「何のためにこの情報を聞くのか」「どのようにケアに活かすのか」を考えながら、丁寧に情報を収集するとよいでしょう。

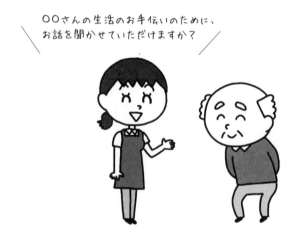

〇〇さんの生活のお手伝いのために、お話を聞かせていただけますか?

5-3 主観的情報と客観的情報から利用者の状態を分析する

報告や記録の際には、主観的情報や客観的情報の事実と推測とを区別して伝えることが重要です。

前項では、認知症の人の全体像を把握するための情報収集についてお伝えしましたが、本項目では実際に行ったケアの情報についてお伝えします。

◎ 客観的情報と主観的情報を区別する

報告も記録も、情報を整理することが大切です。情報は、「**主観的情報**」と「**客観的情報**」にわけられます。

主観的情報は、**利用者の言葉や訴え、利用者との会話から得られた内容**です。客観的情報とは、**バイタルサインや検査結果など数値化された情報、観察によって得られた内容**です。これらの情報を区別することが大切です。

■ 主観的情報

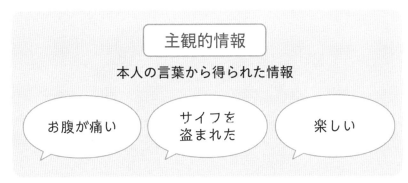

主観的情報

本人の言葉から得られた情報

- お腹が痛い
- サイフを盗まれた
- 楽しい

■ 客観的情報

客観的情報

観察や検査から得られた情報

熱が 38℃ある	皮膚が赤くなっている
発汗がある	歩行時にふらつきがある

◎ 主観的情報と客観的情報が一致しないことも

　私の経験上、認知症ケアの場面では**主観的情報と客観的情報とが一致しないことがあります**。

　たとえば、発熱をしていても本人は「体調はいいです」と話したり、皮膚に内出血があっても「どこにもぶつけてません」と話したりします。体調に対する感じ方の個人差や、認知機能の低下も影響していると考えられます。本人がどのように感じているのかも重要な情報ですので、大切に扱いましょう。

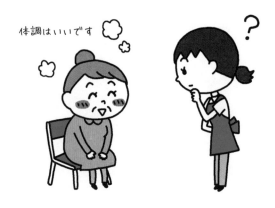

体調はいいです

◎ どちらも大切な情報

　認知症ケアでは本人の訴えを尊重することが大切ですが、認知機能の低下によって自分自身の状態を正しく認識できなくなります。

　先ほど例に挙げた、発熱をしても自覚がなく「体調はいいです」と話すケースはわかりやすいですが、わかりにくいケースもあります。

■ わかりにくいケース

> 　ショートステイに勤務していたときのケースを紹介します。
>
> 　ある男性利用者が、37℃前後の微熱があっていつもより顔色がわるいような気がしましたが、はっきりと判断できませんでした。同僚の介護職も同じように感じていました。
>
> 　本人は「いつもと変わりないよ、大丈夫だよ」と話していましたが、脈拍と呼吸数を測定したところ、いつもより回数が少し多くなっていました。
>
> 　迷いましたが、家族に連絡して病院受診をしてもらいました。その結果、肺炎を起こしており、即入院となりました。

　高齢者は典型的な症状が出にくいため、このような判断に迷うケースが多々あります。認知症がある場合は、さらに判断がむずかしくなります。

　このケースのように、利用者が「大丈夫だよ」と言うと、つい「大丈夫かな」と思ってしまいがちです。しかし、**客観的な情報と照らし合わせて判断する能力を身につけること**が専門職に求められます。

　報告と記録については次の項目でお伝えしますが、どちらも主観的情報と客観的情報を区別することで、自分の頭のなかが整理され、人に伝えやすくなります。

◎ 推測は事実と区別して伝える

　主観的情報と客観的情報から考えられる「推測」があります。

　たとえば先ほどのケースだと、「本人は大丈夫だと言っているが、微熱があり脈拍は速く、呼吸回数も増えているということは、循環器系か呼吸器系に何らかの異常があるのではないか？」というような推測ができると思います。

　体調だけでなく、「いつもと比べて表情が暗く、ふだん参加しているレクリエーションに参加したくないという。何かあったのではないか？」といった、日々利用者の側にいる介護職だからこそ感じることもあるでしょう。このような介護職の推測も、ケアを進めていくうえで重要なポイントになります。

　報告や記録の際に注意したいのは、**推測を他者に伝える際に事実（主観的情報・客観的情報）と区別すること**です。推測を事実のように話してしまったり、自分ではそのつもりがなくても相手が事実として受け止めてしまうと、混同することがあるので気をつけましょう。

■報告や記録では情報を区別する

主観的情報	客観的情報	推測
本人の言葉から得られた情報	観察や検査から得られた情報	本人の言葉と観察から予測できること

区別して報告・記録をする

5-4
「活用できる記録」「伝わる報告」のポイント

介護における記録や報告は重要な業務ですが、わかりやすく伝えるためにはさまざまな方法があります。

◎ 介護現場における記録の課題

　介護職のなかには、記録に苦手意識をもつ人が多くいます。理由はさまざまですが、介護職の養成において記録のトレーニングが十分に行われていないことや、看護記録と比較して介護記録の形式が標準化されていないことなどが挙げられます。

　また、小林氏は介護記録にありがちな問題点として、①何を記録すればよいのかを理解していないために記録作成に労力がかかることと、②再利用性がないという2点を挙げています。そして、これらの問題は組織的に介護記録の目的を理解できていないことが原因だと述べています*。

　「何のために何を書くのか」が理解できていないことが、介護記録を書くことを困難にさせている要因だと考えます。

　介護記録には「フェイスシート」「介護計画書」などさまざまな種類がありますが、ここでは現場の介護職に一番身近な「介護経過記録」についてお伝えします（名称は事業所によってさまざまです）。

◎ 介護記録の目的

　介護記録は何のために書くのかを考えてみましょう。大きくは、「**ケアの実証**」と「**ケアの向上**」のためです。富川氏は、次ページの表のように介護記録の具体的な目的を6つ挙げています。

■ 介護記録の具体的な目的

> ❶ 職員間で情報の共有化を図り、介護を組織的・継続的に行う ため
>
> ❷ 介護に関する内容を正確に残すことが、いざというときの法 的な証拠となるため
>
> ❸ 利用者によりよい介護サービスを提供するとともにケアプラ ンに反映させるため
>
> ❹ 利用者・家族と職員のコミュニケーションを深めるため
>
> ❺ 職員の意識と介護の専門性を高めるため
>
> ❻ 職員の研修に役立てるため

※富川雅美：よくわかる介護記録の書き方、メジカルフレンド社、2017、p.3 をもとに作成

　介護記録は過去のことを残すだけでなく、次につなげるためのもの です。ケアはチームで行ないます。自分が行ったケアや、そのケアに 対する利用者の反応が、他の職種のアプローチのヒントになったり、 ケアプランが妥当かの判断材料にもなったりします。

　記録も実践と同じくらい大切な業務であることを、組織全体で認識 することが大切です。

◎ 記録の時間を確保する

　医療現場から介護現場に移って驚いたことの1つに、医療現場と比 べて記録にかける時間が少ないということでした。

　これは介護職個人の問題ではなく、事業所全体として記録を重要な ものととらえていないように感じます。**事業所として記録の重要性を 認識し、記録に使う時間を業務中に確保することが重要**です。

◎ 介護記録の書き方のポイント

記録の書き方のポイントをまとめると次のようになります。

> ❶ 事実をありのまま書く
> ❷ 主観的情報と客観的情報を区別して書く
> ❸「5W1H」で記録する
> ❹ 略語や専門用語の使い方に注意する
> ❺ 読み手を意識して書く

❶ 事実をありのまま書く

利用者の言葉、提供したケアの内容、ケアに対する利用者の反応、観察したことなど、**事実をありのまま記録します**。

（例）

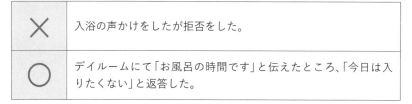

✕	入浴の声かけをしたが拒否をした。
○	デイルームにて「お風呂の時間です」と伝えたところ、「今日は入りたくない」と返答した。

❷ 主観的情報と客観的情報を区別して書く

前項で示した「主観的情報」と「客観的情報」を区別して記録します。また、情報から推測されることを記録する場合は、情報と区別して記録します。

❸「5W1H」で記録する

報告と同じで、記録も「5W1H」が基本です。「書き方がわからない」と悩む人も、この基本フレームを活用すると書きやすくなり、読む側にも伝わりやすくなります。

■5W1H

When	いつ	What	何を
Where	どこで	Why	なぜ
Who	だれが	How	どのように

　最近では、介護現場でも「SOAP方式」などの記録ツールを活用しています事業所が多いと思います。SOAP方式は慣れるまではむずかしいと感じるかもしれませんが、慣れると自由記述よりもラクに書けますし、ケアにも活用しやすくなります。

❹ 略語や専門用語の使い方に注意する

　介護記録は自分たちだけではなく、他の職種が読むこともあります。また、利用者や家族から希望があれば、介護記録を開示することもあります。

　略語を使うことで記録の効率化が図れる場合もあります。略語や専門用語が他者に伝わるかを気をつけ、上手に活用するとよいでしょう。

❺ 読み手を意識して書く

　記録は書いて終わりではなく、読んでもらうためのものです。自分の記録を客観的に読み直して、他者が読んで活用できる記録かどうかを確認してみてください。

　新人のうちはむずかしいと感じるでしょうが、ポイントを意識しながら書いていくうちに、スムーズに書けるようになります。

　専門用語などは使えなくても問題はありません。それよりも「読む人に伝わるか」「利用者のためになるか」を意識してください。

◎ 認知症ケアにおける記録の重要性

認知症は慢性的に進行していく病気ですので、その日その日で大きな変化はありません。状態が安定していると、「書くことがない」と思うかもしれません。

しかし記録を振り返ると、「以前はこのようなことを希望していたな」「以前はこのようなことに興味を示していたな」というような変化に気づくことがあります。

ケアをする側にとっては毎日同じに見えても、**本人の困りごとやニーズは変化しています**。何気ない会話が重要なヒントになることもあるため、意識すると記録すべき内容はたくさん見えてきます。

◎ 介護現場における報告

介護現場では、上司や医師、看護師、ケアマネジャーなどの他職種のほか、家族などに報告をする場面が多くあります。

記録と同様、介護職の養成で報告の方法を学ぶ機会は少なく、苦手意識をもつ人も多いでしょう。苦手な人こそ、面倒がらずに報告のツールを使ってトレーニングをしていくと慣れていきます。

また、苦手意識がなくても、聞いている側にうまく伝わっているとは限りません。伝わらない報告は結果として利用者に不利益をもたらしますので、伝わりやすい報告を意識しましょう。

◎ 5W1Hで報告する

報告も、記録と同様に5W1Hを使うことができます。5W1Hで話すと、報告もモレを少なくすることができます。ただ、状況によっては話している最中に「結論は？」と聞かれてしまうことがあります。

◎ 結論や結果から話す

　わかりやすいのは、**結論や結果を先に伝えること**です。「利用者の○○さんの体調不良についての報告です」「利用者の○○さんが転倒しました」というように、**誰の何についての報告なのかを先に伝えます**。

　そこからどのような経過があったのかを伝えると聞く側も状況が把握しやすいです。

　自分のミスや事故の報告などは、結論から言いにくいものです。しかし、そのようなわるい報告ほど、利用者に不利益を与えないためにも先に結論を伝えましょう。

■ 結論から伝える

利用者の○○さんが発熱しました。
経過を伝えます。
・朝９時のバイタルサイン測定で
　38℃の熱があります
・「体がだるい」と話しています
経過の報告は以上です。

◎ SBAR（エスバー）法

　近年よく医療現場で活用されているのが、「**SBAR法**」というツールです。このツールは、**伝えたい内容をシンプルに早くモレなく伝えることができます**。

　介護現場でも、緊急で上司や看護師に報告することがあると思いますので、知っておくと使いやすいと思います。

■SBAR 法

Situation（状況）	何が起こっているか
Background（背景）	今までの経過
Assessment（評価）	どのようなことが考えられるか
Recommendation（提案）	具体的に何を依頼したいか

■SBAR 法の例

利用者の A さんが発熱をしたので連絡しました。**(S)**

顔面が紅潮していて、「夕食後から体がだるい」と話しています。熱は 38.3℃です。血圧と脈拍はいつもの数値と大きくちがいはありません。現在のところ、ほかに目立った症状はありません。**(B)**

風邪のようですが判断がつきません。**(A)**

今後どのように対応すればよいか指示をください。**(R)**

＊　小林武生：「利用者の生活が見える記録」を書くための情報収集とアセスメント、高齢者安心安全ケア　実践と記録、2017、11・12月号、日総研出版、p.61

5-5 効果的な職場内研修・事例検討の行い方

効果があがる研修テーマの例、理想論だけにならない事例検討のポイントについてお伝えします。

◎ 介護業界は個人によって知識の量や質に差がある

医療職と比較すると介護職は専門分野として新しく、資格や教育背景が多様です。また、無資格の職員も多く、知識の質や量に差があるといわれています。

資格の有無と介護職の質はイコールではありません。しかし、時代とともに介護職に求められる専門性が高くなっていますので、知識を向上し続けることは、業務を続けるうえでの責任だと考えています。

■ 介護職の資格はさまざま

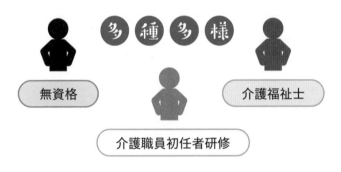

多種多様

無資格

介護職員初任者研修

介護福祉士

介護士の資格は多様で知識の差がある

◎ なぜ知識を習得することが大切なのか？

知識を習得することは、**利用者によいケアを提供するためだけでな**

く、リスク管理や虐待防止にもつながります。

　介護職員による虐待はストレスが原因だと思われがちですが、「平成30年度『高齢者虐待の防止、高齢者の養護者に対する支援等に関する法律』に基づく対応状況等に関する調査結果」*によると、「職員のストレスや感情コントロールの問題」は24.6%で、最も多かったのは「教育・知識・介護技術等に関する問題」で、58%を占めています。

　このことからも、利用者と職員の両方の心身の安全を守るためにも、研修を行うことが大切であることがわかります。

◎ 職場内研修のポイント

　研修を開催するのは負担がかかります。「ただでさえ業務に追われて忙しいのに研修の準備なんて…」という声も聞きます。だからといって、形だけの研修をしても、お互いに成長することはできません。

　せっかく行うのであれば、少し手をかけて準備をし、効果の上がる研修をしたほうがよいでしょう。研修を開催するうえでのポイントをご紹介します。

❶ 参加者のニーズを把握する

　教える人が伝えたいことと、参加者が知りたいことは同じではありません。参加者が何に困っていて何を知りたいと思っているのか、そしてどう変化したいと思っているのかを知り、**そのニーズを研修テーマにすると、研修への意欲が高まります。**

　また、テーマが「感染予防」「移乗介助」などと決まっていても、そのなかで特に知りたいと思っているニーズが何かをリサーチして開催すると、研修の効果が上がります。

■移乗介助でのニーズの例

困っていること

移乗がうまくできず事故を起こすのではないかという不安

▼

何を知りたいか

移乗が上手にできる方法を知りたい

▼

どう変化したいか

自信をもって移乗介助ができるようになりたい

❷ 研修の目標を設定する

　研修後に、参加者に身につけてほしい目標を具体的に決めておくと、どのような内容にするかを決めやすくなります。

■参加者に身につけてほしいことの例

・アルツハイマー型認知症とレビー小体型認知症のちがいを理解できる
・感染予防について介護家族に説明できるようになる
・口腔体操の根拠がわかる
・摂食嚥下のメカニズムが理解できる
・片まひのある利用者の移乗介助ができるようになる
・歩行器使用時の安全な歩行介助の方法がわかる

　また、**研修を受けることによる利用者へのメリット、職員へのメリットを明確にします**。研修に積極的でない職員がいても、研修を受けることで自分にもメリットがあるとわかれば、興味を示してくれる場

合が多いです。

❸ 資料を作成する

②で立てた目標を達成できるような内容を組み立て、資料を作成します。資料はシンプルでわかりやすいものがよいです。資料作成をするときに参考にする情報は、信憑性のあるものを選びましょう。書籍や専門雑誌などは、信憑性が高いものが多いです。

インターネットで調べる場合は、そのサイトが信頼できるものか確認しましょう。一見専門的な内容でも、誰が書いたのかわからない記事などは注意が必要です。どの書籍やウェブサイトを参考にしたかを資料の最後に載せておくと、さらに信頼度が増します。

研修は、話す人（講師）と聞く人（参加者）の両方が成長するものです。その先には利用者のメリット、事業所の質の向上などがあります。講師と参加者の双方が、尊敬・感謝し合える研修がよい研修だと考えています。

◎ 事例検討

「事例検討」は自分たちが行ったケアを客観視し、よりよいケアを行うために大切なものです。

しかし、ケア（事故）の反省だけで終わってしまったり、上司が一方的に進めてアドバイスをするだけで終わってしまったりと、形だけの事例検討会も少なくありません。

事例検討で大切なのは課題を全体で共有し、さまざまな職種が専門的な視点で意見を出し合うことです。**何について検討したいのか、誰の何を解決したいのかを明確にすることが重要**です。

なお、事故後の事例検討では、当事者を追い込まないような配慮が必要です。

■ 事例検討の具体例

> ・A 氏の転倒事故が起こった要因を具体的に分析し、実践可能な
>   改善点を検討する
> ・B 氏の家族の介護負担を軽減するための介護サービスの変更に
>   ついて検討する
> ・口腔ケアに拒否的な C 氏の要因を推測し、今後の介入方法に
>   ついて検討する
> ・暴力的だった D 氏が、関わりによって落ち着いた背景を分析
>   して次に活かす

　事例検討は、今後のケアに生かすことが目的です。事故や困難事例
だけでなく、事業所（職員）の関わりによって症状が改善された場合
の事例検討も大切だと考えます。

■ 事例検討の流れ

> ● 事例の内容を説明する
> ● 困っていること、解決したいことを説明する

> ● 参加者全員で事例を深めるために質問をする
> ● 課題を整理する

非難
しない

> ● 今後のケアについて意見を出し合う

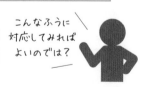

こんなふうに
対応してみれば
よいのでは？

---

*　平成 30 年度「高齢者虐待の防止、高齢者の養護者に対する支援等に関する法律」に基づく
　　対応状況等に関する調査結果
　　https://www.mhlw.go.jp/content/12304250/000584234.pdf

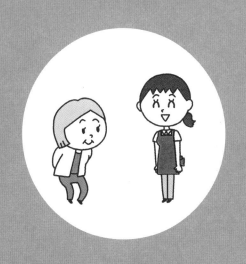

さくいん

参考文献

■ 第2章

- 井古田俊夫：脳からみた認知症、講談社、2020
- 地域ケア政策ネットワーク全国キャラバン・メイト連絡協議会：キャラバン・メイト養成テキスト、地域ケア政策ネットワーク、2012
- 医療情報科学研究所編：病気がみえる〈vol.7〉脳・神経、メディックメディア、2017
- 日本認知症学会編：認知症テキストブック、中外医学社、2008

■ 第3章

- 品川俊一郎：認知症の食行動異常 神経心理学、33(3)、2017
- 池田学：認知症、高次脳機能研究、29（2）、2009
- 鈴木みずえ：認知症高齢者の転倒予防　認知症高齢者の視点からの転倒予防のエビデンスと実践、日本転倒予防学会誌、2（3）、2016
- 征矢野あや子：認知症のある高齢者の転倒予防、日本転倒予防学会誌、1（1）、2014
- 野原幹司：認知症高齢者の摂食嚥下リハビリテーション、老年歯科医学、34（4）、2020
- 須藤紀子：高齢者の排尿・排便障害、日本老年医学会雑誌、49（5）、2012
- 西村かおる：高齢女性の排尿障害のケア、日本老年医学会雑誌、45（2）、2008
- 小阪憲司：第二の認知症　増えるレビー小体型認知症の今、紀伊國屋書店、2012

■ 第 4 章

- 藤本直規、奥村典子：認知症の家族ケア、日本内科学会雑誌、100（8）、2011
- 工藤広伸：がんばりすぎずにしれっと認知症介護、新日本出版社、2017
- 認知症の介護家族が求める家族支援のあり方　研究事業報告書〜介護家族の立場から見た家族支援のあり方に関するアンケート〜、公益社団法人認知症の人と家族の会、2012
- 認知症介護研究・研修仙台センター：認知症の家族等介護支援者に関する調査研究事業報告、2018

■ 第 5 章

- 認知症の人とのファーストコンタクトヒント集〜4つの視点で把握する〜、一般社団法人全国訪問看護事業協会、2015

カバーデザイン　山之口正和（OKIKATA）
カバー・本文イラスト　寺崎愛
本文デザイン・DTP　初見弘一（TOMORROW FROM HERE）

症状から接し方のポイントまでがわかる
つまずかない「認知症ケア」の基本

2021年3月5日　初版第1刷発行

著　者　市村幸美
発行人　片柳秀夫
編集人　福田清峰
発　行　ソシム株式会社
　　　　https://www.socym.co.jp/
　　　　〒101-0064 東京都千代田区神田猿楽町1-5-15 猿楽町SSビル3F
　　　　TEL：(03)5217-2400（代表）
　　　　FAX：(03)5217-2420

印刷・製本　音羽印刷株式会社